中国医学临床百家

薛 敏／著

达芬奇机器人在妇科的应用
薛敏 2018 观点

U0333351

科学技术文献出版社
SCIENTIFIC AND TECHNICAL DOCUMENTATION PRESS
·北京·

图书在版编目（CIP）数据

达芬奇机器人在妇科的应用薛敏2018观点 / 薛敏著. —北京：科学技术文献出版社，2018.8（2019.6重印）

ISBN 978-7-5189-4666-2

Ⅰ.①达… Ⅱ.①薛… Ⅲ.①机器人技术—应用—妇科外科手术 Ⅳ.①R713-39

中国版本图书馆 CIP 数据核字（2018）第 155917 号

达芬奇机器人在妇科的应用薛敏2018观点

策划编辑: 袁婴婴	责任编辑: 蔡　霞　袁婴婴	责任校对: 文　浩　责任出版: 张志平

出　版　者　科学技术文献出版社

地　　　址　北京市复兴路15号　　邮编　100038

编　务　部　（010）58882938，58882087（传真）

发　行　部　（010）58882868，58882870（传真）

邮　购　部　（010）58882873

官 方 网 址　www.stdp.com.cn

发　行　者　科学技术文献出版社发行　全国各地新华书店经销

印　刷　者　北京虎彩文化传播有限公司

版　　　次　2018 年 8 月第 1 版　2019 年 6 月第 3 次印刷

开　　　本　710×1000　1/16

字　　　数　87千

印　　　张　9.75　彩插2面

书　　　号　ISBN 978-7-5189-4666-2

定　　　价　98.00元

序

Foreword

韩启德

　　欧洲文艺复兴后，以维萨利发表《人体构造》为标志，现代医学不断发展，特别是从19世纪末开始，随着科学技术成果大量应用于医学，现代医学发展日新月异，发生了根本性的变化。

　　在过去的一个世纪里，我国现代化进程加快，现代医学也急起直追。但由于启程晚，社会经济发展落后，在相当长的时期里，我国的现代医学远远落后于发达国家。记得20世纪50年代，我虽然生活在上海这个最发达的城市里，但是母亲做子宫切除术还要到全市最高级的医院才能完成；我患猩红热继发严重风湿性心包炎，只在最严重昏迷时用过一点青霉素。20世纪60—70年代，我从上海第一医学院毕业后到陕西农村基层工作，在很多时候还只能靠"一根针，一把草"治病。但是改革开放仅仅30多年，我国现代医学的发展水平已经接近发达国家。可以说，世界上所有先进的诊疗方法，中国的医生都能做，有的还做得更好。更为可喜的是，近年来我国医学界开始取得越来越多的原创性成果，在某些点上已经处于世界领先地位。中国医生已经不再盲从发达国家的疾病诊疗指南，而能根据我们自己的经验和发现，根据我国自己的实际情况制定临床标准和规范。我们越来越有自己的东西了。

要把我们"自己的东西"扩展开来，要获得越来越多"自己的东西"，就必须加强学术交流。我们一直非常重视与国外的学术交流，第一时间掌握国外学术动向，越来越多地参与国际学术会议，有了"自己的东西"也总是要在国外著名刊物去发表。但与此同时，我们更需要重视国内的学术交流，第一时间把自己的创新成果和可贵的经验传播给国内同行，不仅为加强学术互动，促进学术发展，更为学术成果的推广和应用，推动我国医学事业发展。

　　我国医学发展很不平衡，经济发达地区与落后地区之间差别巨大，先进医疗技术往往只有在大城市、大医院才能开展。在这种情况下，更需要采取有效方式，把现代医学的最新进展以及我国自己的研究成果和先进经验广泛传播开去。

　　基于以上考虑，科学技术文献出版社精心策划出版《中国医学临床百家》丛书。每本书涵盖一种或一类疾病，由该疾病领域领军专家撰写，重点介绍学术发展历史和最新研究进展，并提供具体临床实践指导。临床疾病上千种，丛书拟以每年百种以上规模持续出版，高时效性地整体展示我国临床研究和实践的最高水平，不能不说是一个重大和艰难的任务。

　　我浏览了丛书中已经完稿的几本书，感觉都写得很好，既全面阐述有关疾病的基本知识及其来龙去脉，又介绍疾病的最新进展，包括笔者本人及其团队的创新性观点和临床经验，学风严谨，内容深入浅出。相信每一本都保持这样质量的书定会受到医学界的欢迎，成为我国又一项成功的优秀出版工程。

　　《中国医学临床百家》丛书出版工程的启动，是我国现代医学百年进步的标志，也必将对我国临床医学发展起到积极的推动作用。衷心希望《中国医学临床百家》丛书的出版取得圆满成功！

是为序。

作者简介

Author introduction

　　薛敏，医学博士，博士生导师、一级主任医师，中南大学湘雅三医院妇产科主任兼教研室主任，中南大学首届湘雅名医，全国医德标兵，中国最美女医师，湖南省第一届十大同心人物，享受国务院政府特殊津贴。主要研究方向为妇科肿瘤及妇科微无创技术。现担任国际微创与无创理事会理事，中国医师协会微无创医学专业委员会副主任委员，中国医师协会妇产科分会常委，湖南省医师协会妇产科分会会长，湖南省医学会妇产科学专业委员会副主任委员等国际和国内学术职务20余项。担任《中南大学学报（医学版）》等7部杂志编委及审稿专家。主持4项国家级课题，省部级一般及重点项目10余项，主编著作5部，参编著作20余部，获多项省部级科技进步奖。

　　率先在湖南省开展妇科腔镜技术，其所领导的科室目前是省内最大的腔镜诊治中心——湖南省宫内疾病微创诊治临床研究中心。2015年10月15日完成湖南省首例达芬奇机器人手术，在短短两个多月时间即创下2015年度全国妇科达芬奇机器人手术量单月第一的佳绩！ 2016—2017 年机器人手术量居全国妇科机器人手术第一，成为在最短时间内完成手术种类及数量最多的妇科术者！

前 言

进入 21 世纪,外科领域正面临一场巨大的医学变革,沿用了数百年的传统开放手术被取而代之的是以腹腔镜为代表的微创手术。2006 年机器人进驻中国大陆,使我国外科领域真正进入"机器人微创时代",这一重大变革,为外科领域的技术发展画上了浓墨重彩的一笔。在精准医学时代下,机器人微创手术是现代外科技术领域的最佳诠释。在临床实践中,机器人可在根治疾病的同时最大限度地保留机体功能,为患者带来更大获益。

2015 年 10 月 15 日,本人成功开展湖南省首例"达芬奇"机器人手术,2017 年 9 月 19 日达到妇科达芬奇机器人 1000 台的里程碑,2015 年 12 月至今我们团队已连续 28 个月保持妇科机器人手术量全国第一位,创造了多项国内甚至国际的记录。目前,本人已完成 1500 余例机器人手术,结合自己实践中积累的手术经验及体会,参阅国内外最新文献,编著了《达芬奇机器人在妇科的应用薛敏 2018 观点》。如果说开放手术到腹腔镜手术是一场革命，那腹腔镜手术到机器人手术则是一场具有划时代意义的技术革新，希望本书的出版对我国妇科机器人手术技术的继续发展有所裨益。

本书首先介绍了外科手术从开放手术到机器人手术的发展史；其次对达芬奇手术机器人系统进行了细致介绍，分析其优势、不足及手术风险防范，同时以妇科良性、恶性肿瘤的发病率为顺序，详细介绍了达芬奇机器人系统在子宫颈癌、子宫内膜癌、卵巢癌、外阴癌淋巴结清扫、子宫切除、子宫肌瘤剔除、盆腔脏器脱垂、子宫内膜异位症、输卵管吻合手术9种具有代表性术式的适应证选择及其应用中的优势和不足，并对单孔机器人技术的优势和不足进行了分析；最后对机器人技术进行了展望。

本书的编写得到了我们团队的大力支持，在完成大量临床工作的同时，利用休息时间查阅文献、撰写书稿。正是因为他们辛勤的劳动，才让我所创造的纪录得以延续，也是本书编写的根本。由衷感谢我们团队的所有人！

由于医学技术发展之快及本人水平所限，本书尚有许多不足及未尽之处，恳请读者提出宝贵意见以利改进。

薛敏

目　录
Contents

外科手术的发展史 / 001

1. 开放手术——外科手术之基础 / 001

2. 腹腔镜手术——微创手术治疗的先驱 / 002

3. 机器人手术——微创外科手术的新平台 / 004

达芬奇手术机器人技术概述 / 009

4. 达芬奇手术机器人系统的介绍 / 009

5. 第三代达芬奇手术机器人的新技术 / 012

6. 达芬奇手术机器人系统的优势 / 014

7. 达芬奇手术机器人系统的不足 / 017

8. 达芬奇手术机器人系统的风险防范 / 020

达芬奇手术机器人在子宫颈癌中的应用 / 024

9. 机器人在子宫颈癌根治手术中的优势 / 026

10. 机器人在子宫颈癌根治手术中的不足 / 031

达芬奇手术机器人在子宫颈癌保留生育功能的应用 / 036

11. 机器人在广泛性子宫颈切除术中的优势 / 039

12. 机器人在广泛性子宫颈切除术中的不足 / 040

达芬奇手术机器人在子宫颈癌保留神经手术中的应用 / 043

13. 机器人在子宫颈癌保留神经手术中的优势 / 045

14. 机器人在子宫颈癌保留神经手术中的不足 / 047

达芬奇手术机器人在子宫内膜癌中的应用 / 051

15. 机器人在子宫内膜癌手术中的优势 / 053

16. 机器人在子宫内膜癌手术中的不足 / 056

达芬奇手术机器人在卵巢癌中的应用 / 062

17. 机器人在早期卵巢癌分期手术中的优势 / 064

18. 机器人在早期卵巢癌分期手术中的不足 / 067

达芬奇手术机器人在晚期卵巢癌减瘤手术中的应用 / 071

19. 机器人在晚期卵巢癌减瘤手术中的优势 / 072

20. 机器人在晚期卵巢癌减瘤手术中的不足 / 073

达芬奇手术机器人在外阴癌腹腔镜淋巴结清扫手术中的应用 / 077

21. 机器人在外阴癌腹股沟淋巴结清扫术中的优势 / 079

22. 机器人在外阴癌腹股沟淋巴结清扫术中的不足 / 080

达芬奇手术机器人在妇科良性疾病中的应用 / 084

23. 机器人在子宫切除术中的优势 / 086

24. 机器人在子宫切除术中的不足 / 089

达芬奇手术机器人在子宫肌瘤剔除术中的应用 / 093

25. 机器人在子宫肌瘤剔除术中的优势 / 094

26. 机器人在子宫肌瘤剔除术中的不足 / 097

达芬奇手术机器人在盆腔脏器脱垂手术中的应用 / 103

27. 机器人在子宫或阴道骶骨固定术中的优势 / 106

28. 机器人在子宫或阴道骶骨固定术中的不足 / 106

达芬奇手术机器人在深部浸润子宫内膜异位症手术中的应用 / 110

29. 机器人在深部浸润子宫内膜异位症手术中的优势 / 112

30. 机器人在深部浸润子宫内膜异位症手术中的不足 / 116

达芬奇手术机器人在输卵管吻合术中的应用 / 120

31. 机器人在输卵管吻合术中的优势 / 124

32. 机器人在输卵管吻合术中的不足 / 125

达芬奇手术机器人辅助单孔腹腔镜手术 / 129

33. 机器人辅助单孔腹腔镜手术的优势 / 132

34. 机器人辅助单孔腹腔镜手术的不足 / 134

展望 / 139

出版者后记 / 141

外科手术的发展史

1. 开放手术——外科手术之基础

    1809 年苏格兰人 Ephraim McDowell 在世界上做了第一例开腹的卵巢肿瘤切除术，开创了外科手术的历史。1853 年美国人做了第一例开腹子宫切除术，1905 年 Werthiem 首先报道了腹式广泛性全子宫切除术及选择性盆腔淋巴结清扫术，从此开创了妇科系列的传统手术。在积累了丰富临床经验的同时，传统手术的不断改进使之更精简，并发症更少。随着工业现代技术的发展，一种替代经腹手术的腹腔镜技术改变了以往开放的手术方式，使外科手术的创伤更小、并发症更少、术后恢复更快，从而更好地为患者解除病痛。但开腹手术具有真实的立体视觉，手和眼的一致性能达到最完美的程度，手指触觉的功能能更好地判断腹腔脏器的情况，而这些都是腹腔镜手术所不能替代的。腹腔镜手术需要清晰的手术野，且不能控制的出血如炎症渗血和大血管出血是中转开腹的常见原因，手术者在不能正确辨认各种解剖关系而发生的副损伤时，或为了避免损伤而转为开腹手术，因而腹腔镜外科医生应具备开腹手术扎实的功底。

2. 腹腔镜手术——微创手术治疗的先驱

21 世纪是微创手术治疗的时代，腹腔镜作为内窥镜中用途最为广泛的一种微创手术工具，在手术治疗领域中正引领着微创治疗理念深入人心。从最原始内窥镜的出现到腔镜技术在妇产科学中的应用，再到目前绝大多数妇科手术均能通过腔镜完成，其经历了漫长的过程。

1901 年德国外科医生 Ceorg Kelling（1866—1945 年）教授将无菌棉花过滤的空气通过大型注射器注入了实验狗的腹腔，第一次形成了人工气腹并首次完成了动物的腹腔镜检查。但在随后的一段时间内发现，建立气腹是一件很危险的事情，因为其很容易损伤肠管，且注入腹腔的气体很容易逸出，导致不易长时间维持。1918 年德国的 Otto Goetze（1886—1905 年）报道了用于诊断性放射学检查的气腹针，并建议在做腹腔镜检查时用这种针建立气腹。1924 年瑞士的 Richard Zollikofer 发表文章，推荐使用 CO_2 建立气腹，以取代滤过空气或氮气。CO_2 具有易于吸收、不易燃的特点，是最适合现代腹腔镜手术用的气体。至此，腹腔镜系统的雏形最终形成，也逐渐在欧洲和美洲得到了推广，并于 1927 年出版了第一部腹腔镜教程。1934 年美国医生 John

C.Ruddock 发明的带有活检钳的单极电凝的腹腔镜器械，是腹腔镜手术时代的里程碑，使真正意义上的腹腔镜手术成为可能。1938 年匈牙利的 Janos Veress（1903—1979 年）发明了带有弹簧的穿刺针，用于引流胸腔的脓肿、积液及气体。Veress 针在穿过筋膜等较硬的组织时弹簧会退回，以利于锋利的针尖穿透组织。当遇到较软的组织时，由于弹簧芯的作用针尖变钝，不会损伤肠管等软组织。现在大家所用的气腹针也仅仅是在 Veress 针基础上做了小小的改动。1952 年 Fourestier 发明了腹腔镜冷光源。为避免单极电凝造成的脏器损伤，1970 年双极电凝问世。

1936 年瑞典妇科医生 Boesch 完成了首例腹腔镜下输卵管绝育术。1944 年巴黎医生 Raoul Palmer 首次将截石位用于腹腔镜手术，并于 1946 年在腹腔镜中使用了脐穿刺法。1972 年 H.Courtnay.Clarke 首次将缝合技术引入腹腔镜手术。1987 年法国医生 Mouret 进行了第一例现代腹腔镜手术——电视腹腔镜胆囊切除术。1988 年 Reich 医生完成第一例腹腔镜盆腔淋巴结清扫术，1989 年他又报道了首例腹腔镜辅助下阴式子宫全切术。我国腹腔镜技术起步较晚，1958 年上海广慈医院（现上海交通大学医学院附属瑞金医院）沈锡源首先在中国报道了腹腔镜检查术，并将腹腔镜技术介绍到我国。此后由于种种原因该技术在我国一直未再开展。直到 1980 年北京协和医院的郎景和第一次报道了我国自己的腹腔镜手术经验，此后我国的腹腔镜技术在短短的 30 年里有了长足的发展，目前妇科绝大多数手术均能在腹腔镜下完成。

3. 机器人手术——微创外科手术的新平台

相对于传统的开放性手术，微创手术能够降低手术感染风险及并发症的发生概率，具有手术创伤小、痛感轻、术中出血量少及患者术后恢复快等优点，因而在外科手术领域得到了广泛的认可，并深受患者青睐。然而，普通的腹腔镜微创外科手术也存在诸多问题，如由于器械在体表开孔处的制约而产生杠杆效应，导致医生手眼不能协调，缺乏三维视觉信息和力感；手术器械无关节导致其灵活度大大降低，长时间操作器械易产生疲劳，手部抖动会被放大至器械末端等不足。机器人技术是传统结构学与近现代电子技术相结合的当代高新技术。将机器人技术融入微创外科手术之中，使之能更好地辅助医生实施高质量手术已成为当前医学、机械、自动化、通信及计算机等领域的研究热点。腹腔镜外科手术机器人具有操作精度高、灵活性强、重复性好及不受疲劳和情绪等人体生理因素影响等优点，对于解决传统微创手术所面临的问题，提高手术质量及缩短手术时间都具有重要意义，有效拓展了医生的手术能力，同时也为微创外科手术提供了新的平台。

1920 年，捷克剧作家 Capek 在他的《罗萨姆万能机器人公司（R.U.R）》剧本中，第一次提出了机器人（robot）这个词。robot 是从古代斯拉夫语 robota 一词演变而来的，robota 最初的意思是"被强制劳动的零工"，具有"奴隶机器"含义。它反映着人类希望制造出像人一样会思考、能劳动的机器代替自己工作的愿望。20 世纪工业革命后，在技术和生产力发展的背景下，1959

年"机器人之父"Joseph F·Engelberger 研制出世界上第一台工业机器人并得以快速发展，机器人在工业领域取得的巨大成功鼓舞着人们不断探索如何将机器人技术引入外科领域。1985 年世界上出现了第一台医用机器人，采用 PUMA560 型（programmable universal machine for assembly industrial robot）工业机器人辅助导向定位来完成脑组织活检，后被用于颅内星形细胞瘤的切除。1991 年推出了全球第一个骨科机器人，即著名的 Robodoc，并在当年 7 月完成临床试验，1992 年，辅助完成了第一例全髋关节置换术。20 多年间，全世界特别是欧美等发达国家的众多科研院所、大学、医院和医疗器械公司等机构投入大量资金和人力进行医用机器人的研究，并开发出适应各种手术的众多手术机器人系统，但由于它们各自的弊端和局限性，绝大多数没有在临床上被推广应用。纵观手术机器人的研究、发展和临床应用历史，美国的摩星（Computer Motion）公司和直视外科（Intuitive Surgery）公司为其发展起了巨大推动作用。1993 年，美国摩星公司生产的扶镜机器人伊索（AESOP）系统由两部分组成，一个是固定在手术台上的手臂，它可以帮助腔镜外科医生扶镜，另一个是特殊声音控制的计算机系统，外科医生通过戴在头上的麦克传递语音命令（23 种指令）自动调节手术视野，这是机器人进入手术室的第一步。1999 年 2 月摩星公司推出了操作机器人宙斯（ZEUS）系统，由一个操作平台连接三个固定在手术台上的机械臂组成。与伊索系统相似，腔镜控制手臂由声音控制，另两个手臂有四个方向自由度，外科医生在操作台通过电机械转换操作各种手术器械完成手术,实际是一个主仆式远程操作系统。在宙斯机器人辅助下,1999 年 Reicherspurnen 首次成功完成了 1 例两条冠状动脉搭桥术;Falcone 完成了输卵管结扎术;Guilloneau 于 2001 年为 10 例前列腺癌患者完成盆腔淋巴结清扫;2001 年 9 月 7 日 Marescaux 医生在美国纽约看着电视屏幕操纵机械手,远距离遥控法国 Strasbourg 医院手术室里的宙斯机器人,为一位 68 岁的患者成功施行了腹腔镜胆囊切除术,即著名的"林德伯格手术",手术过程持续 54 分钟。虽然宙斯机器人辅助完成了多种外科手术,但仍然存在许多缺陷,后被美国 Intuitive Surgery 收购。1999 年 1 月美国 Intuitive Surgery 设计的第一代达芬奇机器人 (da Vinci) 有三个机械臂,在 2000 年 7 月获得了美国食品药品监督管理局 (FDA) 批准并成为允许在临床使用的第一台合法的商品化手术机器人。2002 年 12 月诞生了第二代达芬奇机器人 (da Vinci S) 系统,拥有四个机械臂,并被 FDA 批准用于临床。新增的这个机械臂能够使主刀医生自行显露术野,减少了对助手的依赖。2006 年对其进行改进,增加了机械臂和器械活动度,使操控更容易,并增加了手术活动范围。2009 年 4 月推出的第三代达芬奇机器人 (da Vinci Si),提高了三维图像的清晰度,图像放大倍数高达 10 ~ 15 倍,增加第二个医生操控台,使学生与老师可以同台手术。目前世界上应用最广泛、最成功的手术机器人是达芬奇机器人手术系统。第四代达芬奇 Xi 系统在 2014 年推出,最主要特点就是高架式机械手臂的全新设计,使得机械手臂几乎可以很容易地从各种角度顺解剖位置进入体腔；内视镜头数位结构的全新设计，比原来的架构更加轻巧灵活，并大幅增进影像品质，使系统拥有精致成像；内视镜能够架设于任何一个手臂上，提供手术部位更有弹性的视野范围；更小、更薄型的手臂，搭配全新设计的关节手腕，使机械手臂获得了前所未有的宽度移动范围；较长的器械轴的设计，使医生能有更大的手术范围。

参考文献

1. 薛敏，肖松舒. 妇科腔镜操作手册. 北京：人民卫生出版社，2015.

2. Yates DR, Vaessen C, Roupret M.From Leonardo to daVinci：the history of robot-assisted surgery in urology.BJU Int，2011，108（11）：1708-1713.

3. Zini A.Robots expand delivery options with seamless integration.A growing number of forward-thinking hospitals in search of greater efficiencies are embracing automated delivery robots .Health Manag Technol，2011，32（3）：10-12.

4. Kwoh YS, Hou J, Jonckheere EA, et al.A robot with improved absolute positioning accuracy for CT guided stereotactic brain surgery.IEEE Trans Biomed Eng，1988，35（2）：153-160.

5. Drake JM, Joy M, Goldenberg A, et al. Computer and robot-assisted resection of thalamic astrocytomas in children.Neurosurgery，1991，29（1）：27-33.

6. Taylor RH, Mittelstadt BD, Paul HA, et al.An image directed robotic system for precise orthopaedic surgery.IEEE Transactions on Robotics and Automation，1994，10（3）：261-275.

7. Cowley G.Introducing "Robodoc" .A robot finds his calling-in the operating room.Newsweek, 1992, 120 (21): 86.

8. Kalan S, Chauham S, Coelho RF, et al. History of robotic surgery. J Robotic Surg, 2010, 4 (3): 141-147.

9. Haidegger T, Sandor J, Benyo Z.Surgery in space: the future of robotic telesurgery.Surg Endosc, 2011, 25 (3): 681-690.

10. Sackier JM, Wooters C, Jacobs L, et al. Voice activation of a surgical robotic assistant. Am J Surg, 1997, 174 (4): 406-409.

11. Kalan S, Chauhan S, Coelho RF, et al. History of robotic surgery. JRS, 2010, 4 (3): 141-147.

12. Reichenspurner H, Damiano RJ, Mack M, et al. Use of the voice-controlled and computer-assisted surgical system ZEUS for endoscopic coronary artery bypass grafting. J Thorac CardiovascSurg, 1999, 118 (1): 11-16.

13. Falcone T, Goldberg J, Garcia-ruiz A, et al. Full robotic assistance for laparoscopic tubal anastomosis: a case report.J Laparoendosc Adv Surg Tech A, 1999, 9 (1): 107-113.

14. Guillonneau B, Cappele O, Martinez JB, et al.Robotic assisted, laparoscopic pelvic lymph node dissection in humans.J Urol, 2001, 165 (4): 1078-1081.

15. Marescaux J, Leroy J, Gagner M, et al. Transatlantic robot-assisted telesurgery. Nature, 2001, 413 (6854): 379-380.

16. Pugin F, Bucher P, Morel P. History of robotic surgery: From AESOP® and ZEUS® to da Vinci? Journal of Visceral Surgery, 2011, 148 (5 Suppl): e3-8.

17. 高长青. 机器人外科学. 北京: 人民卫生出版社, 2015.

达芬奇手术机器人技术概述

4. 达芬奇手术机器人系统的介绍

　　达芬奇外科手术系统是一种高级机器人平台，其设计的理念是通过使用微创的方法，实施复杂的外科手术及远程手术。达芬奇手术系统共由 3 个部分组成：控制台、操作系统、三维成像系统（图 1）。

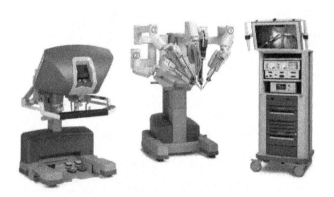

图 1　达芬奇外科手术系统（彩图见彩插 1）

（1）医生操控系统——da Vinci Si 系统的控制中心

该操控系统是达芬奇系统的控制核心，由计算机系统、监视器、操作手柄及输出设备等组成。主刀医生坐在控制台中，位于手术台无菌区之外，使用双手（通过操作两个主控制器）及脚（通过脚踏板）来控制器械和一个三维高清内窥镜。操作手柄位于监视器下方，术者双手正常位套入操作手柄指环，通过双手动作传动带动手术台上仿真机械臂完成各种操作，并可通过声控、手控或踏板控制腹腔镜。术者双脚置于控制台脚踏上配合完成电切、电凝等相关操作。

（2）操作优化的床旁手术机械臂系统——da Vinci Si 系统的操作部件

床旁机械臂系统（patient cart）是外科手术机器人的操作部件，其主要功能是为器械臂和摄像臂提供支撑。助手医生在无菌区内的床旁机械臂系统边工作，负责更换器械和内窥镜，协助主刀医生完成手术。为了确保患者安全，助手医生比主刀医生对于床旁机械臂系统的运动具有更高优先控制权。

当外科医生在控制台上进行操作时，他的手部动作会通过系统精确地传到 EndoWrist 可转腕手术器械上（图 2）。达芬奇系统具有动作幅度调节功能，产生手术器械尖端相应的精细运动。达芬奇专利设计的 EndoWrist 可转腕手术器械拥有 7 个自由度，包括臂关节上下、前后、左右运动与机械手的左右、旋转、开合、末端关节弯曲共 7 种动作，可作沿垂直轴 360°和水平轴 270°

旋转，且每个关节活动度均大于 90°。尤其在行深部操作时，机械手由于动作灵活、体积小巧，与开放手术的人手操作相比具有显著优势。其配置了各类型手术器械，可满足抓持、钳夹、缝合等各项操作要求。同时，机械臂具有计算机辅助位置记忆功能，更换器械后机械臂可迅速精确恢复至更换前位置，具有"即插即用、无缝连接"的特点。此外，计算机可自动分析医生手部动作幅度，调整术者手指的运动行程与机械手的运动行程比例，将术者某些大幅度的动作自动缩小，滤除人手生理颤动，使手术操作更加稳定精细，减少手术损伤概率，大大延长了手术医生的手术寿命。

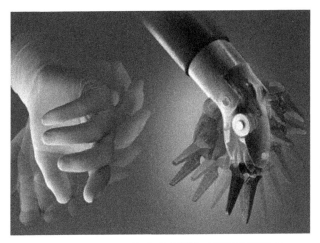

图 2　EndoWrist 可转腕手术器械（彩图见彩插 2）

（3）三维成像系统——da Vinci Si 系统的图像处理设备

成像系统（Video Cart）内装有外科手术机器人的核心处理

器及图像处理设备，在手术过程中位于无菌区外，可由巡回护士操作，并可放置各类辅助手术设备。外科手术机器人的内窥镜为高分辨率三维（3D）镜头，对手术视野具有 10 ～ 15 倍的放大倍数，能为主刀医生带来患者体腔内三维立体高清影像，使主刀医生较普通腹腔镜手术更能把握操作距离，更能辨认解剖结构，提升了手术精确度。

5. 第三代达芬奇手术机器人的新技术

随着达芬奇手术机器人产品及其配属设备器械的不断研发和创新，第三代达芬奇手术机器人已具备的新技术包括：可供双人操控的双操控台、术中荧光显影技术、单孔手术设备等。

（1）供双人操控的双操控台

第三代达芬奇手术机器人支持双操控台（图 3），可供两位医生同时操控。达芬奇手术机器人拥有一条镜头臂和三条器械臂，一位医生同一时间只能控制一条镜头臂或两条器械臂，需要控制第三条器械臂时，需要使用脚踏板进行切换操作。而双人双操控台情况下，两位医生可以同时控制这三条器械臂移动，可以优化部分手术步骤，以提高效率、节省手术时间。双操控台亦可用于经验丰富的机器人医生同步带教新手机器人医生。

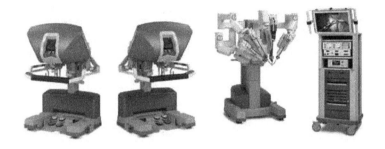

图 3　双操控台（彩图见彩插 3）

（2）术中荧光显影技术

荧光显影技术，以吲哚菁绿（indocyanine green，ICG）为荧光显影剂。ICG 能被特殊的近红外摄像镜头捕获，第三代达芬奇手术机器人可以将捕获的影像进行同步显示，在医生视野中呈现出亮绿色。手术医生可以实时看到荧光药物通过淋巴管、淋巴结的显像，敏感性高，操作简单，且无放射性，安全性好。国内外临床研究已证实，ICG 前哨淋巴结的检出率与放射性胶体法无差异，优于生物染料法。在进行盆、腹腔淋巴结清扫前，局部注射 ICG 能够准确判断淋巴结转移情况，让淋巴结转移可能性大的患者接受全面彻底的淋巴结清扫术，让淋巴结转移可能性小的患者免于过度的淋巴结清扫，这将有助于降低手术相关并发症，改善患者的预后并提高生存质量。

（3）单孔手术设备

第三代达芬奇手术机器人可以进行单孔机器人手术（图 4）。通过一个特制的套管，一条镜头臂和两条交叉弯曲的器械臂进入体腔内，机器人软件将控制手柄和器械进行重新配对，以便医生的左手继续控制视野左边的器械，右手控制视野右边的器械，这样就避免了普通单孔腹腔镜下左右手反向交叉操控的不适，降低了单孔手术的操作难度。

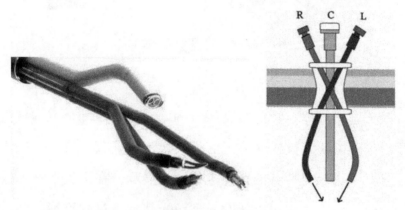

图 4 单孔达芬奇机器人（彩图见彩插 4）

6. 达芬奇手术机器人系统的优势

达芬奇手术机器人突破了腹腔镜技术发展的一些限制，提高了手术的精度和可行性，使腹腔镜技术得到更高的传承，目前已经广泛应用于心胸外科、泌尿外科、妇科和腹部外科等领域。总体而言，相较于传统腹腔镜手术，达芬奇机器人系统具有更加微创，操作精细稳定，图像清晰，适合小儿、妇科及肥胖患者手术，减缓术者疲劳等优势。

（1）微创

借助智能化机械臂及高清 3D 显像系统等设备，达到手术微创效果。患者术后疼痛轻、恢复快、住院时间短，感染风险及输血概率降低。

（2）操作精细稳定

①图像和控制手柄在同一个方向，符合自然眼手协调。同时计算机辅助系统可滤除生理震动，机械手与人手相比更加稳定，减少手术损伤概率。

②达芬奇机器人系统可按比例缩小操作的动作幅度，提高了手术精确性。

③术者头部离开目镜，手术器械即被原位固定，提高了安全性，降低了误操作风险。

④腹腔镜手术器械活动自由度有限，在缝合等操作上需要术者手反方向移动，难度很大；而达芬奇机器人机械手体积小，高度灵活，器械方便，优势明显。达芬奇专利设计的 EndoWrist 可转腕手术器械拥有 7 个自由度，包括臂关节上下、前后、左右运动与机械手的左右、旋转、开合、末端关节弯曲共 7 种动作，可作沿垂直轴 360° 和水平轴 270° 旋转，且每个关节活动度均大于90°。尤其在行深部操作时，机械手由于动作灵活、体积小巧，与开放手术的人手操作相比具有显著优势。

⑤手术配合度提高，术者自行调整镜头，无须助手配合扶镜。

（3）图像清晰稳定

高清 3D 摄像头及显像设备的应用使术野完全达到真实三维

效果，较普通腹腔镜手术更能把握操作距离，更能辨认解剖结构，提升了手术精确度，利于术者操作；计算机数码功能具有10～15倍的手术视野放大倍数，能为主刀医生带来患者体腔内三维立体高清影像。

（4）荧光显影技术

以吲哚菁绿为荧光显影剂。第三代达芬奇手术机器人可以将捕获的影像进行同步显示，在医生视野中呈现出亮绿色。手术医生可以实时看到荧光药物通过淋巴管、淋巴结的显像，敏感性高，操作简单，且无放射性，安全性好。

（5）适合小儿手术

与成人相比，小儿体腔空间狭小，达芬奇手术机器人系统可在有限空间内实施精细操作，减少副损伤，提高疗效的同时最大限度地减少患儿痛苦。

（6）适合肥胖患者手术

传统腹腔镜手术中，肥胖患者会给手术者带来很多挑战，在摆体位、建立气腹、暴露术野等方面均存在困难。重度肥胖患者肥厚的腹壁在进行腹部穿刺建立气腹过程中常遇到困难；在肥厚腹壁条件下放置 Trocar，易导致腹腔镜手术器械操作角度和范围受限，使腹腔镜手术无法精准操作；气腹建立后在推开肠管暴露术野时也会遇到困难，尤其在重度肥胖患者腹主动脉旁淋巴结切除术中，扶镜手往往无法以满意的角度为术者提供良好术野。此外，肥胖患者进行开腹手术也会增加风险，如术后切口感

染，筋膜裂开，术后恢复时间延长。而机器人系统通过先进的
Remote center 技术使机械臂的活动范围和精准度大大优于腹腔
镜。Remote center 技术能够使肥胖患者的腹壁对 Trocar 的影响减
到最小，医生在控制手术器械和双目内镜在手术区域里移动的同
时，使手术器械外加在患者腹壁的牵拉力量达到最小，同时也将
Trocar 切口的损伤减到最小。

（7）减缓术者疲劳

①术者采取坐姿，有利于完成时间长、复杂的手术。

②与传统手术和腔镜手术相比，良好的三维视野和简化的配
合方式，有效地减少了视野差异和手术人员配合差异。

7. 达芬奇手术机器人系统的不足

达芬奇手术机器人系统除拥有与腹腔镜手术系统相同的缺陷
（如穿刺及气腹有关的并发症等）外，其不足之处主要包括以下
四点。

（1）术前准备工作烦琐

与传统腹腔镜比较，机器人系统需连接机械臂及器械，延
长了手术时间。特别是对于涉及两个部位及以上的手术时，机器
设备需要重新对接并重新定位以满足手术要求，从而增加了麻醉
风险。但随着操作的不断熟练及手术团队的逐步磨合，系统准备
时间可逐渐缩短。因器械限制，机器人手术中缺少吸入和冲洗装
置，某些手术仍需要多开切口进行术者辅助，这往往增加了出

血、感染及组织损伤的风险。

（2）无触觉反馈

因术者双手不直接接触手术部位，无触觉感知，无法判断组织的质地、弹性、有无搏动等性质，从而导致手术时间延长或手术并发症的出现。例如，在机器人辅助腹腔镜下子宫肌瘤剔除的手术过程中，使用可吸收缝线缝合子宫壁时，往往因无法感知缝线张力，导致缝线断裂或组织压力过载等情况。

（3）安全性问题

虽然达芬奇手术机器人存在巨大的技术优势，但除了与传统开腹及腹腔镜手术存在相同的风险（如感染、出血、脏器损伤和麻醉相关的心肺风险）外，也造成了一系列独特的风险和患者安全问题。可能增加并发症和失误的因素有患者因素（如肥胖或基础合并症）、外科医生因素（如培训和经验）及机器人因素（如机械故障）。与机器人功能障碍直接相关的并发症发生率非常低（0.1% ～ 0.5%）。然而，当机器人发生失误时，永久性损伤发生率为 4.8% ～ 46.6%。

①机器人机械设备故障的风险：机器人辅助操作系统组件烦多，组件之间的驱动适配及机械损耗可能导致故障的发生，包括相机、双目镜头、可移动基座、机器人手臂和能量器械。在一项针对机器人手术者的网络调查中显示，接近 57% 的受访者在术中经历了无法恢复的机器故障，如机械手臂控制失灵、手臂关节不能旋转及三维成像失真等。此外，机器人所使用的能量器械存

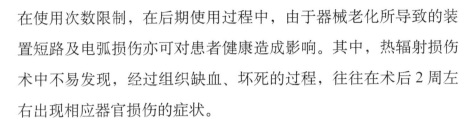

在使用次数限制，在后期使用过程中，由于器械老化所导致的装置短路及电弧损伤亦可对患者健康造成影响。其中，热辐射损伤术中不易发现，经过组织缺血、坏死的过程，往往在术后2周左右出现相应器官损伤的症状。

②机器人机械设备局限性的风险：虽然达芬奇机器人是当下最先进的机器辅助操作手术系统，但其存在的技术缺陷增加了手术的风险。使用三维成像使手术医生能够身临其境地进行精细操作，但因机械手臂缺乏触觉反馈系统，无法感知遇到或操纵组织时的阻力，从而导致手术时间延长或手术并发症的出现。

③机器人机械设备人为操作的风险：因机器人辅助手术系统繁杂，组件多，操作难度大，需要具备常规腹腔镜手术经验的外科医生进行相应的培训，达到认证标准后方可进行手术。有资料显示机器人辅助手术的结果与外科医生的个人经验相关。在肿瘤外科手术中，具有更多经验的外科医生更有可能获得清晰的组织间隙。准确掌握机器人的学习曲线需要的案例数量和时间因手术程序而异。文献报道需要学习20～50例来掌握机器人辅助子宫切除手术，且经验较少的外科医生手术时间明显延长。而其中对于机械手臂系统和能量器械的使用不当亦导致患者永久性的损伤。

④远程手术网络传输信号延迟的风险：远程手术是机器人手术的一大优势，有一组来自加拿大的案例报道，已有外科医生使用ZEUS系统在距离400km外进行远程手术，而商用互联网传

输信号延迟为 135 ～ 140ms，这很容易被手术医生感知。其中，信息传输速度是远程手术中的关键因素，由于网络障碍导致的手术风险亦不容小觑。目前美国食品药品监督管理局（FDA）要求使用机器人系统进行的所有操作必须与患者在同一房间内进行。

（4）系统价格昂贵

由于生产商通过收购竞争对手和专利保护等手段在这一领域形成垄断，"达芬奇"机器人系统的配置费用、手术成本及维护费用均价格昂贵，居高不下。国内第三代达芬奇机器人手术系统普遍配置费用在 2000 万元以上；机器人手术专用手术器械每用 10 次就需强制性更换，上述器械属手术耗材，开展一例手术平均耗材费用约 2 万元，手术成本很高。同时，达芬奇手术系统每 4 个月进行一次预防性维修，维修保养费每年约是购置费用的 10%。

8. 达芬奇手术机器人系统的风险防范

虽然机器人手术存在以上风险及不足，但可通过以下措施进行预防：

（1）在进行任何达芬奇手术之前，医护团队需接受充分的培训和监督，以确保他们具备保护患者健康和安全所需的技能和经验。定期维护与更换器械设备，遵守系统仪器和器械提供的使用说明。

（2）术前充分评估患者手术难度，必要时进行预处理。例如，对于重型子宫内膜异位症的患者，术前应用促性腺激素释放激素激动剂（GnRH-a）改善病情，减小手术难度；对于复杂的盆腔手术，考虑输尿管积水或受累者预先经膀胱镜检查及放置D-J管等。

（3）掌握器械设备的工作原理及应用技巧。使用能量器械前需进行系统自检，每种器械有其独特的工作原理，能量器械钳口的工作温度、热辐射的范围各不相同，根据不同的手术方式和范围选择对应的手术器械可以有效规避损伤。使用基于先前手术经验、解剖学的视觉提示和手术平面知识来适应触觉反馈缺乏。

（4）充分理解达芬奇系统的能量用户界面，不要超过系统建议的能量水平，熟悉解剖结构，动作轻柔。只有接受过良好内镜电外科培训且经验丰富的医生才可以进行涉及电外科手术的内镜操作。术者的手术能力及经验是减少并发症的根本保障。

机器人手术是一项快速发展的技术，尽管存在以上种种担忧，但机器人手术通常是安全的，总体并发症发生率较低。而新的系统设计和更新正在弥补这一方面的缺陷，尽量减少机械故障对患者的潜在影响，以确保达芬奇机器人手术系统的稳定性和安全性。手术风险不可避免，相同疾病患者的预后可能不尽相同，广大的外科医生只有通过不断的练习和实践，牢固树立预防意识，提高医生和护理团队的技术水平，做好充分的术前准备，尽可能降低手术风险，才能给患者带来更好的就医体验！

参考文献

1. Rodriguez E，Chitwood WR.Robotics in cardiac surgery.Scanc J Surg，2009，98（2）：120-124.

2. Lee EK，Baack J，Duchene DA.Survey of practicing urologists：Robotic versus open radical prostatectomy.Can J Urol，2010，17（2）：5094-5112.

3. Cho JE，Nezhat FR.Robotics and gynecologic oncology：review of The literature.J Minim Invasive Gynecol，2009，16（6）：669-681.

4. Roukos DH.The era of robotic surgery for colorectal cancer.Ann Surg Oncol，2010，17（1）：338-347.

5. Schreuder HW，Wolswijk R，Zweemer RP，et al. Training and learning robotic surgery，time for a more structured approach：a systematic review. BJOG，2012，119（2）：137-149.

6. Anvari M，McKinley C，Stein H. Establishment of the world's first telerobotic remote surgical service：for provision of advanced laparoscopic surgery in a rural community. Ann Surg，2005，241（3）：460-464.

7. Herron DM，Marohn M，SAGES-MIRA Robotic Surgery Consensus Group. A consensus document on robotic surgery. Surg Endosc，2008，22（2）：313-325.

8. 黄格元，蓝传亮，刘雪来，等 . 达芬奇机器人在小儿外科手术中的应用（附 20 例报告）. 中国微创外科杂志，2013，13（1）：4-8.

9. 龚朱，杨爱华，赵惠康 . 外科手术机器人发展及其应用 . 中国医学教育技术，2014，28（3）：273-277.

10. 李勤，惠宁 . 达芬奇机器人及传统腹腔镜子宫肌瘤剔除术的比较 . 现代妇产科进展，2014，23（11）：903-904.

11. 龚静，王楠，王敏，等 . 机器人手术治疗子宫内膜癌合并肥胖 . 中国微创外科杂志，2016，16（8）：685-688.

12. Rao PP. Robotic surgery：new robots and finally some real competition! World J Urol，2018，36（4）：537-541.

13. Kan HC，Pang ST，Wu CT，et al. Robot-assisted laparoendoscopic single site adrenalectomy：a comparison of 3 different port platforms with 3 case reports.Medicine（Baltimore），2017，96（51）：e9479.

14. Sinha R，Sanjay M，Rupa B，et al.Robotic surgery in gynecology.J Minim Access Surg，2015，11（1）：50-59.

15. SinnoAK，Fader AN.Robotic-assisted surgery in gynecologic oncology.Fertil Steril，2014，102（4）：922-932.

16. Manoucheri E，Fuchs-Weizman N，Cohen SL，et al.MAUDE：analysis of robotic-assisted gynecologic surgery.J Minim Invasive Gynecol，2014，21（4）：592-595.

17. 叶明侠，孟元光，李立安，等 . 妇科腹腔镜手术中泌尿系统损伤的预防与处理 . 中国实用妇科与产科杂志，2015，31（5）：392-395.

达芬奇手术机器人在子宫颈癌中的应用

　　子宫颈癌是最常见的女性生殖系统恶性肿瘤之一，对女性健康造成严重的威胁，特别是在发展中国家。近年来，随着宫颈细胞学筛查方法的普及，子宫颈癌的发病率呈明显下降趋势，尽早发现和及时治疗使得更多的早期子宫颈癌得到诊治。早期子宫颈癌的治疗主要为外科手术，临床常见术式包括广泛性子宫切除术（radical hysterectomy，RH）、广泛性子宫颈切除术（radical trachelectomy RT）、保留盆腔自主神经的广泛性子宫切除术（nerve sparing radical hysterectomy，NSRH）、广泛性宫旁切除术（radical parametrectomy，RP）等。随着医疗器械的不断改革创新，手术方式不断趋向微创化，微创理念的不断进步，以最小创伤达到最大治疗效果一直是妇科肿瘤医生努力的方向。近年发展的 da Vinci 机器人手术系统因为其手术器械操作系统高度的灵活性和稳定性、立体的三维视野等优势广泛应用于早期子宫颈癌手术中。

对Ⅰa2～Ⅱa期的子宫颈癌患者，RH加盆腔淋巴结切除术（子宫颈癌根治术）是标准的手术治疗方式。RH需在狭小的盆腔里处理子宫与输尿管、宫旁组织、膀胱和直肠的复杂关系，是妇科最困难的恶性肿瘤手术之一。手术方式可选择开腹途径、阴式途径或通过现迅速发展的微创技术，包括腹腔镜及机器人等。

传统开腹子宫颈癌根治术手术范围广，创伤大，出血多，术后恢复慢。随着医学技术的不断发展，腹腔镜技术被广泛应用于子宫颈癌根治术，有效减少了术后并发症和恢复时间等，并相继出现了保留生育功能手术、保留神经的根治术、卵巢移位术及阴道延长术等个体化手术，取得不错的效果，但是腹腔镜在理论及技术上仍有些问题及难点需要去解决，如手术视野、操作的灵活性及精确度等。

da Vinci机器人手术系统作为一门新兴技术，最早于2000年应用于早期子宫颈癌的治疗中，2005年国外首先报道了妇科恶性肿瘤通过机器人手术系统完成手术的病例。机器人3D成像及机械臂小巧、灵活，便于深部、复杂操作的优点更适用于子宫颈癌根治术，尤其是操作精细程度要求更高的保留盆腔自主神经的广泛子宫切除及盆腔淋巴结清扫术。

【适应证】

（1）Ⅰb～Ⅱa期，癌灶直径≤4cm的子宫颈癌。

（2）Ⅱb期癌灶直径＞4cm，经术前放疗或化疗后。

（3）Ⅰa期伴脉管浸润、病灶融合，多发或细胞分化不良者。

（4）Ⅱ期子宫内膜癌。

（5）侵犯阴道上 1/3 的阴道癌。

【禁忌证】

（1）子宫颈癌Ⅱb期以上。

（2）严重心肺系统及其他内科疾病，不能耐受人工气腹或头低脚高体位者。

（3）不能耐受麻醉者。

（4）大的腹疝及膈疝。

（5）急性弥散性腹膜炎。

（6）既往腹部反复手术史或感染性肠道疾病或穿刺点部位有肠管粘连、粘连严重、肠损伤风险增加为相对禁忌。

9. 机器人在子宫颈癌根治手术中的优势

达芬奇手术机器人在子宫颈癌根治术中除具有同开腹手术的相似效果和与传统腹腔镜类似的微创优点外，还有许多独特的优势。

（1）减少人员，突破人力、体力极限

开腹完成一台子宫颈癌手术，至少需要 4 名外科医生、2 名护士、1 名麻醉医生参与。而机器人手术系统有三个操作臂，常规手术时只需要 1 名手术医生、1 名助手、2 名护士、1 名麻醉医生就可以完成手术，极大地解放了人力资源，减少配合人员。腹腔镜子宫颈癌手术需要术者有一定的体力，完成手术对术者体力要求高。机器人系统子宫颈癌根治术术者可以坐在控制台前完成手术，不易疲乏，避免长时间手术疲劳所致术中手腕颤抖及由此可能引发的术中并发症，延长术者的手术生涯。

（2）提高医生手术操作能力，便于深部、复杂操作

机器人操作臂的灵活度、自由度增加，可以按照比例把控制柄的大幅度移动转换为腹腔内操作器械的精细动作，提升外科医生的手术操作能力。在以前手不能到达的地区，机械手可以灵活穿行，同时拥有超过人手的精确度及稳定性，并且可以过滤人手的不自主颤动，从而减少损伤概率。子宫颈癌根治术，尤其是盆腔淋巴结清扫要在盆腔大血管周围操作，就更需要避免震颤、粗糙操作，避免血管损伤，降低术中并发症发生率。

（3）三维成像功能优于平面成像，手术视野更清晰

机器人系统的三维成像技术在子宫颈癌手术中可以更加清晰地看到血管、淋巴组织，克服了传统腹腔镜技术平面成像带来的手术野中组织器官相对解剖位置、手术器械移动方向及与组织位置关系不清问题，给术者更好的视觉体验，使术者更有空间感，有置身其中的感觉。机器人手术系统具有放大成像作用，传统腹腔镜的放大倍数为 3～5 倍，而机器人手术系统可以放大 10～15 倍，可以看到许多肉眼看不到的组织、血管，更好地止血、凝闭淋巴管，减少术中出血，减少术后淋巴囊肿形成。

（4）降低术者感染风险

许多子宫颈癌患者还合并其他传染病，如艾滋病、梅毒、乙肝等，术者手术时避免了与他们的接触，降低了感染风险。

（5）缩短手术时间，减少术中出血量和术中、术后并发症，术后恢复快

有大量研究表明，机器人组在手术时间、术中出血量、淋巴结清扫数及住院时间等方面均优于开腹及腹腔镜组，且两组在预后方面无显著性差异，机器人根治性子宫切除术已被越来越多地应用，初期研究表明有可观的应用前景。

①手术时间：手术时间为从皮肤切开开始计时，到皮肤最后缝合结束终止计时。腹腔镜组计时开始，切开皮肤后，穿刺置入Trocar，进入操作器械，就可以做腹腔镜手术操作；而机器人组计时开始，切开皮肤后，穿刺置入Trocar，移动达芬奇机器人床旁机械臂系统与Trocar对接，对接成功后才开始手术操作。达芬奇机器人手术系统因为要把机械臂与腹壁Trocar对接，所以手术时间较传统腹腔镜长。Sret等报道达芬奇机器人子宫颈癌根治术总的手术时间为219分钟，其中对接时间约50分钟。有文献报道随着对接程序的熟练，对接可能在10分钟内完成，使该系统手术时间逐渐减少。这一现象提示：第一，达芬奇机器人手术时间长可能与机器人对接时间有关；第二，随着对接操作的熟练，达芬奇机器人手术时间有缩短的可能。

②术中出血量：术中出血量是评价一种手术对患者造成创伤

程度的重要指标。Sert 报道该术式与腹腔镜、开放手术相比术中出血量明显降低，分别为 $(82\pm74)\,\mathrm{ml}$、$(164\pm131)\,\mathrm{ml}$、$(595\pm284)\,\mathrm{ml}$，差异有统计学意义。Katrin 等的多中心研究认为，达芬奇机器人手术组有较低的术中出血率，且机器人手术系统子宫颈癌术中输血率很低，术后贫血患者少，对内环境影响较腹腔镜、开放手术少，有利于患者术后恢复。分析原因为机器人通过高清放大作用，可以清楚地看到血管，直接对血管夹闭。即使有血管损伤，也可通过放大作用，轻松找到出血位置，减少出血时间。其次，机器人相比较于腹腔镜的另一个优势即操作器械的 7 个自由度，在子宫颈癌根治术这种妇科较大、较难的手术中可以灵活地操作，减少术中因有时不能完成的操作动作而导致的出血。

③清扫淋巴结数目：淋巴结的个数在一定程度上反映淋巴结清扫的质量。Magrina 报道 8 名患者行机器人手术系统辅助子宫颈癌根治术治疗，术中平均切除淋巴结 27.9 枚。2015 年马佳佳等报道 57 例机器人手术系统下保留盆腔自主神经广泛性子宫切除术的病例，平均清扫淋巴结 31 枚。Magrina 将 27 例机器人子宫颈癌根治术与 31 例腹腔镜手术和 35 例传统开腹手术患者进行对照研究，认为 3 组在切除淋巴结方面没有显著性差异。因为在临床实践中，术后淋巴结的数目多少，目前还没有统一的标准。这一方面是因为个体的差异，另一方面可能与病理医生的取材有关，所以，只能在一定程度上反映清扫质量。但是在同等条件下，机器人组清扫的淋巴结多于腹腔镜组，这就使得机器人辅

助子宫颈癌根治术这种治疗方式可能比腹腔镜能更好地提高患者术后生存率，更有利于为患者制定治疗方案。分析机器人组淋巴结个数多的原因考虑与机器人的高清放大作用及精细操作优势有关。放大作用可以使淋巴结清扫更彻底，精细操作使得在狭小空间中切除淋巴结游刃有余；再者盆腔淋巴结多伴行于盆腔大血管周围，在清扫淋巴结时，精细操作可以使术者更大胆地去彻底清扫淋巴结。

④术中、术后并发症：子宫颈癌根治术常见的并发症有肠管、膀胱、输尿管和神经损伤及出血、脏器功能障碍等。患者术后直肠、膀胱功能可以在较短时间内恢复，主要得益于在机器人手术系统下，神经等细微组织显露更清晰、更易于辨认、易于保留以减少损伤。机器人手术后，患者一般于术后 1 天即可自行下床活动，适当进全流食以促进胃肠蠕动，加速胃肠功能的恢复。Kruijdenberg 等报道在其进行的荟萃分析中，机器人组比腹腔镜组术中、术后并发症均显著降低。丁晓萍等对 75 例早期子宫颈癌患者完成机器人辅助子宫颈癌根治术临床资料进行回顾性分析，认为机器人手术组手术并发症发生率低于腹腔镜组，这可能与机器人手术系统可以提供三维立体视觉效果、10 ～ 15 倍放大率、便于辨识解剖结构有关。

⑤术后恢复快：术后恢复指标包括术后肛门排气时间、术后留置尿管时间及术后住院时间等方面。Vizza 等对比机器人组与腹腔镜组治疗子宫颈癌术后住院时间，机器人组术后住院时间更

短（4 天 vs.6 天）。丁晓萍等报道机器人组术后肛门排气时间为（33.2±17.0）小时，腹腔镜组术后排气时间为（51.0±10.8）小时，机器人组术后肛门排气时间明显短于腹腔镜组。有报道称机器人手术后患者炎症反应轻，对内环境的影响小，有利于患者术后恢复，且因为机器人辅助下子宫颈癌根治术在术中对解剖结构的辨认，较腹腔镜组更具有优势，从而减少对盆腔自主神经的损伤。人体是一个整体，当整体恢复时，可以促进膀胱功能的恢复；而从解剖角度分析术后留置尿管时间缩短可能与术中神经损伤减少有关。

⑥肿瘤的预后：Sert 等对腹腔镜组和机器人组患者进行平均 39 个月的随访，两组术后复发和死亡率差异无统计学意义。Segaert 等对 99 例行达芬奇机器人子宫颈癌根治术病例进行随访，平均随访 27.5 个月，2 年存活率为 88%，5 年存活率为 72%，认为该术式用于子宫颈癌是安全、可行的。因为机器人随访时间较短，缺乏远期资料，所以对机器人手术的远期临床效果需要进一步观察。

10. 机器人在子宫颈癌根治手术中的不足

机器人手术是目前最先进的微创技术，然而，任何一项手术都有其不足之处。首先是昂贵的价格；其次，机器人系统比较庞大，如果没有足够的空间，或患者身高较矮瘦，机械臂会互相碰撞；再次，其缺乏握力及压力反馈系统，术者不能接触到组织而且不能握着器械，术中打结等动作力度不易控制。与传统开腹手术和腹腔镜手术相比，尽管机器人系统成本很高，但高成本可与其所带来的优势如创伤小、恢复快等部分抵消。随着生活水平的提高，机器人手术系统的相关收费项目有可能逐渐纳入医疗保险。关于该项技术术后整体生存率、无病生存率及术后并发症仍需进一步研究评估。

【手术注意事项】

（1）术中要特别注意输尿管的游离和子宫韧带的处理

达芬奇机器人术中处理子宫动脉、骶韧带、主韧带及膀胱宫颈韧带时，要仔细辨认输尿管走行及邻近组织的关系，尽可能地避免损伤输尿管鞘膜，以免破坏血供导致输尿管缺血坏死。宫颈癌局部血供丰富，处理输尿管隧道时易出血且止血较困难，下推膀胱时要沿着膀胱与阴道间隙的疏松结缔组织分离，遇到小血管先凝固再进行分离。

（2）盆腔和腹腔淋巴结切除时要尽量避免血管损伤

当分离时损伤较大的血管尤其是静脉导致出血时，切忌盲目钳夹致更严重出血，应沉着冷静。遇到一些肿大的淋巴结与大静脉粘连紧密，甚至将其包绕，完全侵犯血管鞘则需打开血管鞘将其与血管分离，再完整切除淋巴结；肿大淋巴结位于髂内血管周围，此时由于血管鞘分离困难，往往连同髂内静脉一同结扎和切断，一定要小心，不要伤及盆底静脉丛，以免导致难以控制的大出血；对髂静脉或下腔静脉出血，应先压迫止血，待出血减少时

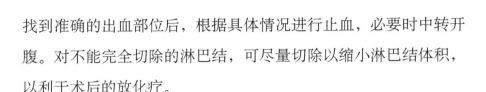
找到准确的出血部位后，根据具体情况进行止血，必要时中转开腹。对不能完全切除的淋巴结，可尽量切除以缩小淋巴结体积，以利于术后的放化疗。

（3）切除闭孔淋巴结时防止闭孔神经的损伤

闭孔窝淋巴结位置较深，达芬奇机器人的三维视野及位置转换可清晰观察到血管走形、淋巴脂肪组织和血管、尿管等位置关系，在切除闭孔淋巴结时能够更精准。在切除闭孔淋巴结时，先辨别闭孔神经的走行，再完整切除闭孔淋巴结，防止闭孔神经的损伤。

【展望】

在"精准外科"的今天，我们期待在更大范围和更高层面证实 da Vinci 手术的安全性及有效性，使之成为子宫颈癌患者规范化治疗和提高生存质量的理想手术方式。器械设备的快速发展为妇科微创手术治疗带来革命性的变革，使其彻底脱离传统 RH 根治模式，但未改变妇科肿瘤外科治疗的本质。我们确信机器人手术在不远的未来将逐渐取代传统单一的普通腹腔镜手术，在微创手术中占主导地位。

中国医学临床百家

参考文献

1. 刘高伟，陈必良 . 达芬奇机器人手术系统在宫颈癌手术中应用 . 现代仪器与医疗，2016，22（2）：5-7.

2. Sert MB，Eraker R.Robot-assisted laparoscopic surgery in gynaecological oncology；initial experience at Oslo Radium Hospital and 16 months follow-up. Int J Med Robot，2009，5（4）：410-414.

3. Pilka R，Marek R，Dzvin?uk P，et al. "Learning curve" robotic radical hysterectomy compared to standardized laparoscopy assisted radical vaginal and open radical hysterectomy. Ceska Gynekol，2013，78（1）：20-27.

4. Sert MB，Abeler V. Robot-assisted laparoscopic radical hysterectomy：comparison with total laparoscopic hysterectomy and abdominal radical hysterectomy；one surgeon's experience at the Norwegian Radium Hospital. Gynecol Oncol，2011，121（3）：600-604.

5. Kruijdenberg CB，van den Einden LC，Hendriks JC，et al.Robot-assisted versus total laparoscopic radical hysterectomy in early cervical cancer，a review.Gynecol Oncol，2011，120（3）：334-339.

6. Magrina JF.Robotic surgery in gynecology.Eur J Gynaecol Oncol，2006，28（2）：77-82.

7. 马佳佳，陈必良 . 达芬奇机器人手术系统下保留盆腔自主神经宫颈癌广泛性子宫切除术肿瘤学安全性及临床疗效观察 . 实用医院临床杂志，2015，12（1）：12-16.

8. Magrina JF，Zanagnolo VL. Robotic surgery for cervical cancer.Yonsei Med J，

2008, 49（6）：879-885.

9. Sert BM, Boggess JF, Ahmads, et al.Robot-Assisted versus Open Radical Hysterectomy：a multi-institutional experience for early-stage cervical cancer.Eur J Surg Oncol, 2016, 42（4）：513-522.

10. Segaert A, Traen K, Van Trappen P, et al. Robot-assisted radical hysterectomy in cervical carcinoma：the belgian experience.Int J Gynecol Cancer, 2015, 25（9）：1690-1696.

11. 丁晓萍，张亭亭，侯庆香，等 . 机器人手术系统、腹腔镜及开腹手术治疗宫颈癌的对比研究 . 临床肿瘤学杂志，2014，19（7）：608-612.

达芬奇手术机器人在子宫颈癌保留生育功能的应用

　　子宫颈癌可发病于各个年龄段女性，但40%的早期子宫颈癌诊断在45岁之前。现代职业女性晚婚晚育率逐年增高及国家二胎政策的改变，使得宫颈浸润癌患者中未生育比例明显上升。传统治疗方法如广泛性子宫切除术和（或）放疗虽然对早期子宫颈癌疗效较好，但会使患者失去生育能力。随着对子宫颈癌疾病认识的深入、手术技术的提高，以及人们对生活质量要求的不断提高，早期子宫颈癌的治疗目的不仅要保证预后，还应在此基础上最大限度地提高生存质量，保留患者生育功能。因此，保留生育功能的子宫颈癌根治术越来越受到人们的关注。

　　子宫颈癌保留生育功能的手术包括宫颈锥切（或宫颈切除术）和宫颈根治术（或称广泛性宫颈切除术）。前者主要适用于Ⅰa1期、无脉管浸润（LVSI）的早期子宫颈癌患者。对于绝大部分Ⅰa2～Ⅰb1期子宫颈癌患者来说，标准的保留生育功能的手术是广泛性宫颈切除术（radical trachelectomy，RT）。广泛性宫颈切除术手术范围包括切除宫颈内口往下的全部宫颈和两侧的宫旁组织，切除主、骶韧带及阴道各 2cm，子宫下段与阴道残端顶端缝合形成一个新的"宫颈内口"，保留子宫体、卵巢及输卵管。

1984 年法国学者 Dargent 首次采用了阴式根治性宫颈切除术配合腹腔镜下盆腔淋巴结清扫术，也称腹腔镜阴式广泛性子宫颈切除术（laparoscopic vaginal radical trachelectomy，LVRT）来治疗小癌灶且局限于子宫颈的患者。1994 年 Dargent 首次报道 8 例年轻早期子宫颈癌患者采用 LVRT 取得了满意结果，其中 1 例患者治疗后足月分娩一活婴。这种新手术方式改变了对早期子宫颈癌特别是渴望生育的年轻患者的治疗模式，开创了保留生育功能手术的新纪元，被称为 20 世纪子宫颈癌手术发展的里程碑。此后该术式不断被改进，目前主要包括经阴道根治性宫颈切除术联合腹腔镜淋巴结清扫术、腹式根治性宫颈切除术（abdominal radical trachelectomy，ART）、腹腔镜下根治性宫颈切除术（laparoscopic radical trachelectomy，LRT）及机器人广泛性宫颈切除术（robotic radical trachelectomy，RRT）。

RT 虽然有经阴道、腹式、腹腔镜和机器人等不同途径，但这些术式的共同特点是保留子宫体，切除 80% 的子宫颈及一定范围的宫旁组织，对保留的宫颈进行环扎，吻合宫颈峡部与阴道黏膜边缘。手术中需要做两次病理，第一次病理是清扫下的盆腔淋巴结，如果阴性，再做下一步的 RT 手术，第二次的术中快速病理对于 RT 手术是否继续进行更为重要。宫颈切断的要求是距肿瘤有一定的距离，对于鳞癌来说，有 5mm 的正常组织切缘也许就足够了，但对于腺癌，5mm 可能不够，8 ～ 10mm 相对更安全。如果切缘距肿瘤距离小于上述范围，则改行 RH。

随着医疗设备的不断革新与改进，机器人技术从 2008 年起开始应用于 RT 手术中。机器人辅助腹腔镜广泛性子宫颈切除术（robotic laparoscopic radical trachelectomy，RRT）利用远程控制、三维图像处理、仿生学和人体工程学等创新科技在内的机器人手术，可以提供精准的动作和较少的创伤，在游离血管、组织间隙方面具有独特的优势，已逐渐成为子宫颈癌保留生育手术治疗的一个全新选择。

【适应证】

（1）有强烈的保留生育功能愿望的年轻患者。

（2）国际妇产科联盟（FIGO）分期为 Ⅰ a1 期伴 LVSI、Ⅰ a2 或 Ⅰ b1 期。

（3）肿瘤直径≤ 2cm。

（4）组织学类型为鳞癌、腺癌或腺鳞癌。

（5）病变局限于宫颈外口，未达颈管上方及未累及内口。

（6）MRI 证实无宫旁浸润、盆腔淋巴结及远处转移。

【禁忌证】

（1）不能耐受手术。

（2）肿瘤直径＞ 2cm。

（3）阴道镜及 MRI 证实宫颈管受累或宫旁浸润。

（4）术前及术中病理证实淋巴组织、宫颈上段、宫旁组织或阴道上段的切缘受累。

（5）小细胞神经内分泌瘤等特殊病理类型肿瘤。

（6）标本提示有淋巴脉管浸润。

（7）无生育要求或合并其他不孕因素并且难以治疗。

11. 机器人在广泛性子宫颈切除术中的优势

随着机器人手术系统技术的提高，机器人现已广泛地用于子宫颈癌的保留生育功能手术治疗。2008 年纽约西奈山医学院的 Chuang 等报道了首例机器人辅助根治性宫颈切除术。目前，国际上广泛性子宫颈切除术多为病例报道，尚无大样本的临床研究。

Nick 等对 12 例采用机器人手术系统行广泛性子宫颈切除术与 25 例开腹行广泛性子宫颈切除术进行比较，结果显示前者的平均出血量和住院时间均显著优于后者；而手术时间、盆腔淋巴结切除数目等比较两者无明显差异。Hong 等比较了 3 例采用机器人手术系统行广泛性子宫颈切除术与 4 例腹腔镜广泛性子宫颈切除术，结果显示，采用机器人手术系统者的出血量少于腹腔镜手术，而两种手术方式的手术时间和住院时间比较均无明显差异。Persson 等对 13 例机器人手术系统行广泛性子宫颈切除术与

12 例阴式广泛性子宫颈切除术进行比较，结果显示采用机器人手术系统者的出血量较少，住院时间较短。由于采用机器人手术系统行广泛性子宫颈切除术的开展时间较短，有关手术后生育情况的临床数据很少。Persson 等报道了 5 例采用机器人手术系统行广泛性子宫颈切除术后患者的生育情况，共有 4 例获得自然妊娠（其中 2 例活产，2 例在妊娠中），1 例未获妊娠。

机器人系统在手术操作中对分离血管及血管旁组织提供了完美的视觉，且机器人手术的精细操作更容易解剖分离输尿管及子宫动脉的上行支，以保留子宫动脉及其血供，以微创的方式保留了患者的生育能力，缩短了恢复时间，减少了出血。对渴望保留生育能力的早期子宫颈癌患者，机器人手术逐渐成为一种有效的治疗选择，可能成为今后微创手术发展的方向。

12. 机器人在广泛性子宫颈切除术中的不足

机器人手术系统行广泛性子宫颈切除术为早期子宫颈癌患者保留生育功能提供了一个新的选择。但机器人手术需要购买昂贵的设备、特殊的培训，手术费用高。另外，其临床应用时间较短，病例数相对较少，大样本量的比较研究仍然缺乏，仍需积累相关经验，有待进行多中心、大样本、随机对照研究和长期疗效的随访观察，特别是对生育结局的长期随访。

【手术注意事项】

（1）在不切断圆韧带和骨盆漏斗韧带的情况下，行盆腔淋巴切除时，应同时要注意子宫动脉周围淋巴的切除。

（2）在保留子宫动脉的情况下，沿输尿管走行打开输尿管隧道，连同膀胱一起下推输尿管 3 cm 以上，保留双侧的子宫动脉及上行支。如果一侧或双侧子宫动脉切断，仍然可以继续行该手术，因为卵巢血管仍可以保证子宫血运。

（3）切断子宫骶骨韧带和主韧带时，最好分离并保留至少一侧盆腔神经。

（4）为保证将切除的盆腔淋巴结完整取出，并避免污染腹部穿刺孔造成不必要的肿瘤种植，建议在阴道切开后将盆腔各组淋巴结整块取出送检。

（5）宫颈不应切除过多，一般在子宫峡部下方 5 ～ 10mm 处离断，防止术后患者由于宫颈过短而造成反复流产。

【展望】

广泛性宫颈切除手术治疗早期子宫颈癌以保留生育功能得到了大家的认可，可经腹腔、阴道、腹腔镜、机器人辅助等多种手术方式完成。机器人手术具有创伤更小、手术操作更精细准确、出血量少、恢复快等特点，是妇科肿瘤微创手术的发展方向和趋势，为早期子宫颈癌患者保留生育功能提供了一个新的选择，但肿瘤的预后及对妊娠的影响还需要大样本病例研究及长期的随访。

参考文献

1. 刘开江. 保留生育功能的宫颈癌手术选择注意事项及术后生育问题. 中国实用妇科与产科杂志, 2015, 31 (6): 499-503.

2. 姚元庆, 李秀丽, 杨怡卓, 等. 机器人手术系统行子宫颈广泛性切除术在早期子宫颈癌保留生育功能中的应用. 中华妇产科杂志, 2015, 50 (4): 302-304.

3. Dargent D, Mathevet P.Schauta's vaginal hysterectomy combined with laparoscopic lymphadenectomy.Baillieres Clin Obstet Gynaecol, 1995, 9 (4): 691-705.

4. Nick AM, Frumovitz MM, Soliman PT, et al. Fertility sparing surgery for treatment of early-stage cervical cancer: open vs..robotic radical trachelectomy. Gynecol Oncol, 2012, 124 (2): 276-280.

5. Hong DG, Lee YS, Park NY, et al.Robotic uterine artery preservation and nerve-sparing radical trachelectomy with bilateral pelvic lymphade-nectomy in early-stage cervical cancer.Int J Gynecol Cancer, 2011, 21 (2): 391-396.

6. Persson J, Imboden S, Reynisson P, et al.Reproducibility and accuracy of robot-assisted laparoscopic fertility sparing radical trachelectomy.Gynecol Oncol, 2012, 127 (3): 484-488.

7. Chuang LT, Lerner DL, Liu CS, et al.Fertility-sparing robotic assisted radical trachelectomy and bilateral pelvic lymphadenectomy in early-stage Cervical cancer.J Minim Invasive Gynecol, 2008, 15 (6): 767-770.

达芬奇手术机器人在子宫颈癌保留神经手术中的应用

RH 及盆腔淋巴结清扫术是早期宫颈浸润癌（Ⅰ期及Ⅱ期）治疗的首选及主要方式，其可明显改善患者预后，术后 5 年生存率可高达 90% 左右。但同时也应该充分认识到 RH 由于其手术范围广泛、损伤大、术后不良反应较多，严重影响患者生活质量。最为明显的是术中损伤盆腔自主神经（pelvic autonomic nerve, PAN）所导致的膀胱功能障碍，包括尿潴留、尿意丧失、尿失禁等；直肠功能障碍，包括长期便秘、排便习惯改变等，以及性功能障碍。基于这一问题，1944 年日本学者 Okabayashi 提出了保留盆腔自主神经的理念，并逐渐形成了 NSRH。目前，NSRH 已较广泛地应用于临床，其最初手术方式为传统开放式手术，后出现了腹腔镜下 NSRH，手术相对更加微创、安全。但由于腹腔镜下 NSRH 手术过程复杂，累及盆腔多个脏器，同时盆腔自主神经细小，走形复杂，具有较高的难度及风险。因此，该术式对术者要求很高，必须具备高超的手术技巧，清晰的盆腔包括盆腔自主神经解剖知识、熟练的腹腔镜器械操作功底，还需要经过长期的训练，即较长的学习曲线，才能完成腹腔镜下 NSRH，并达到较理想的手术效果。因此，近些年来随着医学机器人的发展，机器人辅助下的 NSRH 被应用于临床。

【适应证】

达芬奇机器人辅助 NSRH 的适应证和禁忌证与开腹及传统腹腔镜下 NSRH 相同。但 NSRH 仍缺乏大样本长期的前瞻性随机对照研究结果，因此其适应证仍有争议，对目前较为公认的适应证总结如下：

（1） Ⅰa～Ⅱa1 期子宫颈癌。

（2）子宫颈癌Ⅰa 期伴有脉管浸润、病灶多发及细胞分化不良者。

（3）子宫颈癌Ⅱb 期一侧宫旁受侵者，可行保留未受侵侧盆腔神经。

（4）对于Ⅱa2～Ⅱb 期患者，有在新辅助化疗后行 NSRH 手术的相关报道。

（5）该术式应用于其他疾病如子宫内膜癌及阴道癌尚未见明确报道。

【禁忌证】

（1）子宫颈癌Ⅱb 期以上患者。

（2）肿瘤广泛淋巴结转移累及自主神经者。

（3）严重心、肺功能障碍，凝血功能障碍及其他严重合并症无法耐受手术及麻醉者。

（4）膈疝、食管裂孔疝者。

（5）生殖道及盆腹腔急性炎症期。

（6）反复多次手术史，盆腔粘连严重者为相对禁忌证。

13. 机器人在子宫颈癌保留神经手术中的优势

虽然目前机器人腹腔镜下 NSRH 应用较少，但与传统的开放及腹腔镜下 NSRH 相比，仍具有其特有的优势。

（1）视野更清晰，有助于术中神经保留

盆腔自主神经网络复杂、结构细小，常深在组织内部，术中暴露困难。传统开放手术肉眼下很难分辨细小神经，而传统腹腔镜虽然有放大作用，但放大倍数有限，且为二维平面图像，难以在深部组织中发现及分离神经。此外，有研究证明，患者肥胖程度也是影响手术是否成功实施的因素，当患者 BMI $> 30kg/m^2$ 时，因神经周围脂肪组织更多，导致术者神经保留及分离更为困难。机器人辅助腹腔镜手术系统镜头放大倍数可达 $10 \sim 15$ 倍，分辨率更高，且具有三维立体视觉，便于更清晰地辨识及分离盆腔自主神经，尤其对于肥胖患者，提高神经保留成功率。

（2）操作更精细，使盆腔自主神经更容易分离

与传统的腹腔镜手术器械相比，达芬奇机器人器械臂有七

个自由度，同时具有可转腕的器械及有效滤除人手自然抖动的优点，操作更加精细灵活，有助于在组织间隙的狭小空间内分离及保留盆腔神经，减少术中对神经的影响及损伤。

（3）操作更轻松

NSRH 手术难度大，操作复杂，手术时间较长，长时间的精细操作使术者易于疲劳，不仅增加术者负担，也影响手术安全性。机器人辅助腹腔镜系统可以让外科医生坐在控制台上操作，明显减少医生的疲劳和身体、关节的不适，从而保证手术安全及效果。

（4）达到相同效果的同时，减少术中、术后并发症

临床研究已表明，机器人辅助下 NSRH 与开放及传统腹腔镜下 NSRH 相比，能够达到相同的治疗效果。但因机器人腹腔镜手术系统能够进行更精细的分离及更灵活的操作，明显缩短了手术时间，减少了术中出血量，降低了术中、术后并发症发生率。Chong 等对比了 50 例机器人腹腔镜下 NSRH 及 50 例普通腹腔镜下 NSRH，结果显示机器人腹腔镜下 NSRH 组及传统腹腔镜下 NSRH 组术后淋巴结清扫数量、术后膀胱功能恢复情况及生存期均无统计学差异，而在术中出血量及术中其他并发症发生率方面，机器人组较普通腹腔镜组明显降低。此外，Kruijenberg 等的 Mate 分析结果同样表明，机器人腹腔镜下 NSRH 较普通腹腔镜手术明显减少了术中出血量及术后住院时间。

14. 机器人在子宫颈癌保留神经手术中的不足

目前对于 NSRH，包括机器人辅助下 NSRH 来说，还有许多亟待解决的问题。首先，NSRH 手术操作复杂、困难，对术者及手术器械均要求较高，因此临床应用受限。其次，NSRH 无明确的适应证，对于局部晚期及Ⅱb期子宫颈癌的安全性及有效性仍不明确；同时，神经保留后患者脏器功能改善情况的研究常仅局限于膀胱功能，对于其术后对性功能及排便功能影响的研究较少，这些都有待更进一步探讨。此外，目前尚缺乏规范的保留神经的广泛子宫切除术方法及统一的评价标准，仍需进一步规范。机器人手术系统辅助下 NSRH 还有以下一些不足。

（1）目前的机器人手术系统最大的弊端就是触觉缺失并缺乏对精细动作的握力和压力反馈系统。在 NSRH 中，这一缺陷可能导致神经分离过程中牵拉过度，从而影响神经功能，甚至造成神经损伤。

（2）机器人手术系统应用于 NSRH 具有许多优势，但盆腔神经走行极其复杂，部分神经具体走行及途径仍不十分明确，如能增添神经示踪系统，将更便于 NSRH 的实施。

（3）此外，达芬奇腹腔镜系统在国内尚不普及，且手术费用高，使机器人腹腔镜辅助下 NSRH 的广泛应用受到限制。

【手术注意事项】

在进行机器人手术系统辅助 NSRH 时应注意以下几方面：

（1）需严格把握 NSRH 适应证，选择恰当的病例。NSRH 的肿瘤安全问题一直存在争议，保留神经的广泛子宫切除术面对的最重要的问题就是如何在保证肿瘤手术范围及预后的前提下尽量改善患者术后生活质量。目前大部分研究均证实，在早期的子宫颈癌病例中采用 NSRH 能够保留神经功能的同时不影响肿瘤的预后，但对于较晚期肿瘤，不仅由于肿瘤宫旁侵犯导致神经保留困难，甚至会导致手术的失败，且一味追求对神经功能的保护可能限制手术范围，影响患者预后。

（2）盆腔神经常和血管相伴行，术中出血导致视野不清，且处理出血时盲目的广泛电凝止血常造成神经的损伤。因此，在手术过程中应厘清解剖关系及细致分离血管和神经，确切止血，这对神经保留具有很大的帮助。

（3）术中注意神经保护的完整性，熟悉盆腔自主神经的解剖，在手术每一步都要注意神经的保护，如切断子宫骶韧带时应注意保留腹下神经，切断主韧带时应注意保留盆腔内脏神经及盆丛神经，而在切断膀胱宫颈韧带及阴道旁组织时应注意保留下腹下神经及其膀胱支等。

（4）如患者病变不对称，如能保留一侧盆腔神经，不仅可有效切除病灶，而且可以较好地保留盆腔脏器功能。

【展望】

保留自主神经的广泛子宫切除术概念的提出，在子宫颈癌手术治疗中具有重要的意义，是人们在肿瘤治疗中由单纯追求治疗彻底性到保证治疗彻底性同时更加注重患者术后生活质量的观念改变的重要体现。目前相关研究已具有了振奋人心的结果，同时达芬奇机器人手术系统在该术式中的应用能够提高手术效果及安全性，降低手术难度，更有利于手术的成功实施。但该类手术本身还有许多争议及尚未探究清楚的方面，仍有待更多的临床研究进一步证实及明确，且目前机器人腹腔镜系统尚缺乏触觉及压力反馈系统，同样有待于进一步改进，从而使保留自主神经不仅仅只是一种"概念"，而是使机器人辅助下 NSRH 能够广泛应用，真正成为普遍造福患者的手术方式。

参考文献

1. Sankaranarayanan R, Thara S, Esmy PO, et a1. Cervical cancer: screening and therapeutic perspectives. Med Print Pratt, 2008, 17 (5): 351-364.

2. Okabayashi H. Radical abdominal hysterectomy for cancer of the cervix uteri, modification of the Takayama operation. Surg Gynecol Obstet, 1921, 33: 335-341.

3. Okabayashi H. Comments to the article entitled "Mibayashi's radical surgery for cervical cancer" (in Japanese). Jpn Med Wochenschr Tokyo, 1944, 1124: 8-10.

4. Bogani G, Cromi A, Uccella S, et al.Nerve-sparing versus conventional laparoscopic radical hysterectomy: a minimum 12 months' follow-up study. Int J Gynecol Cancer, 2014, 24 (4): 787-793.

5. Xue Z, Zhu X, Teng Y.Comparison of nerve-sparing radical hysterectomy and radical hysterectomy: a systematic review and meta-analysis.Cellular Physiology &

Biochemistry, 2016, 38 (5): 1841-1850.

6. Hong JH, Choi JS, Lee JH, et al.Can laparoscopic radical hysterectomy be a standard surgical modality in stage IA2-IIA cervical cancer.Gynecologic Oncology, 2012, 127 (1): 102-106.

7. Chong GO, Lee YH, Hong DG, et al.Robot versus laparoscopic nerve-sparing radical hysterectomy for cervical cancer: a comparison of the intraoperative and perioperative results of a single surgeon's initial experience. Int J Gynecol Cancer , 2013, 23 (6): 1145-1149.

8. Ceccaroni M, Roviglione G, Spagnolo E, et al. Pelvic dysfunctions and quality of life after nerve-sparing radical hysterectomy: a multicenter comparative study. Anticancer Research, 2012, 32 (2): 581.

9. Neto JS, Siufi D F, Magrina J M.Robotic nerve-sparing radical hysterectomy. Minerva Ginecol, 2015, 67 (3): 281-287.

10. 马佳佳，陈必良．达芬奇机器人手术系统下保留盆腔自主神经宫颈癌广泛性子宫切除术肿瘤学安全性及临床疗效观察．实用医院临床杂志, 2015, (1): 12-16.

11. Possover M, Quakernack J, Chiantera V.The LANN technique to reduce postoperative functional morbidity in laparoscopic radical pelvic surgery. Journal of the American College of Surgeons, 2005, 201 (6): 913-917.

12. Magrina JF, Pawlina W, Kho RM, et al.Robotic nerve-sparing radical hysterectomy: feasibility and technique.Gynecol Oncol, 2011, 121 (3): 605-609.

13. Trimbos J B, Maas C P, Deruiter M C, et al.A nerve-sparing radical hysterectomy: guidelines and feasibility in Western patients.Int J Gynecol Cancer , 2002, 11 (3): 180-186.

达芬奇手术机器人在子宫内膜癌中的应用

　　子宫内膜癌是女性生殖系统三大恶性肿瘤之一，手术治疗是其首选的治疗方式。Ⅰ期子宫内膜癌需行筋膜外子宫切除术及双附件切除，有高危因素需要行盆腔淋巴结清扫及腹主动脉淋巴结取样。Ⅱ期子宫内膜癌已累及宫颈间质，需行广泛子宫切除及双附件切除，Ⅲ期及Ⅳ期子宫内膜癌则需行肿瘤细胞减灭术。子宫内膜癌的患者常合并肥胖、高龄、高血压、糖尿病、激素分泌失调、代谢异常等，病情复杂，对手术耐受力差，因此需要提高操作的精准度，缩短手术操作时间及减少术中出血，降低手术并发症的发生。传统的开腹术式，对患者创伤大，恢复慢，延长了术后辅助治疗的时间间隔。近年来，随着微创技术的发展，腹腔镜手术治疗子宫内膜癌已逐步取代了开腹手术，可以降低并发症，提高患者生存质量。但是腹腔镜手术有其缺陷，如学习曲线长、图像清晰度欠佳（二维图像）、无法消除手震颤等，对进行复杂、精确的手术操作有困难。机器人手术不仅继承了传统的腹腔镜创伤小、恢复快等优点，而且克服了其直来直去的缺点，并且有着灵活的机械腕关节，加上三维立体成像技术及震颤过滤系统，使术者能获得更清晰的视野并减少误操作，提高手术的精度及准度；能在狭小空间多方位操作，对于淋巴结清扫、广泛子宫切除等临近输尿管、大血管的精细操作具有优势；机器人机械腕关节灵活，能达到腹腔镜操作不能达到的空间，对大网膜切除等上腹部空间的操作更有优势。这些优势使机器人手术在内膜癌手术治疗中拥有广泛的应用前景。2014 年美国有超过 5 万例诊断为子宫内膜癌的患者，而子宫内膜癌也是机器人手术平台应用最多的妇科恶性肿瘤。随着机器人技术在我国的普及，相信未来机器人在内膜癌中的应用会继续增加，有望成为子宫内膜癌手术的标准术式。

【适应证】

（1）早期子宫内膜癌行手术病理分期者。

（2）特殊病理类型，如乳头状浆液性腺癌、透明细胞癌、未分化癌等。子宫内膜样腺癌 G3。肌层浸润 I > 50%或有峡部受累，需要行淋巴结切除者。

（3）Ⅲ期以上需行肿瘤细胞减灭者。

（4）经术前充分告知后自愿接受，经济条件良好者。

【禁忌证】

（1）生殖道或全身感染的急性期。

（2）严重内科疾患如心、肝、肾功能衰竭的急性期。

（3）严重的凝血功能障碍及血液病。

（4）存在其他不能耐受麻醉及手术的情况。

（5）膈疝患者。

（6）肿瘤远处转移。

15. 机器人在子宫内膜癌手术中的优势

达芬奇机器人手术系统作为一种新的手术治疗方式正逐渐运用于临床子宫内膜癌的治疗，根据目前众多的报道显示其方式是安全有效的，在盆腔及腹主动脉淋巴结清扫、减少术中出血、降低并发症、缩短住院时间等方面有明显的优势，且在肥胖患者中有独特优势。下面详细介绍一下机器人系统在子宫内膜癌手术中的优势。

（1）机器人系统治疗子宫内膜癌肥胖患者有其独特优势

①子宫内膜癌肥胖患者给传统腹腔镜及开腹手术带来很大技术挑战，例如，肥胖患者在建立气腹时由于腹壁过厚，穿刺针有可能由于过短导致穿刺失败，盲目穿刺 Trocar 会加大损伤风险；再者普通腔镜术者需要克服过厚腹壁的反作用力，增大手术操作难度，且长时间操作易导致术者的疲劳。而巧合的是，肥胖患者手术时能很好地利用机器人手术特有的一个物理限制。由于握持器械的机械人手臂比较庞大，所以通常穿刺孔间的距离需保持至少 8cm 远，以此避免两个机械臂发生"冲撞"。肥胖患者有更大

的腹部面积，能提供足够的穿刺孔间距，这解决了机械臂间的"冲撞"问题，使术者轻松操作。

②肥胖患者脏器周围脂肪组织多，常导致术野暴露不清，给输尿管、血管、淋巴管、神经的游离及暴露带来困难，而机器人三维立体成像技术不仅放大倍数高，视野暴露也更清晰，而且腕关节可以多方向操作，扩大了有限空间的操作范围，可以更好地克服肥胖带来的手术难度，减少术中、术后并发症。

③肥胖患者同样也是糖尿病、心血管疾病的高发人群，其围手术期深静脉血栓及切口部位感染的风险增加，而机器人手术能更好地应对复杂的微创手术系统。

④许多文献也对比了机器人子宫内膜癌分期手术和腹腔镜、开腹内膜癌分期手术在肥胖患者中的应用情况，Gehrig 等报道了49 例体重指数超过 $30kg/m^2$ 的机器人子宫内膜癌分期手术，所有病例均顺利完成手术，与腹腔镜手术比较，机器人手术在手术时间、出血量、淋巴结清扫数等主要数据上均优于腹腔镜手术。Seamon 等将 92 例体重指数超过 $40kg/m^2$ 的机器人子宫内膜癌分期手术与 162 例体重指数超过 $40kg/m^2$ 的开腹子宫内膜癌分期手术进行了比较，发现机器人手术的术中出血少、并发症较少、伤口问题较少、住院时间较短。

（2）清扫淋巴结数目更多，副损伤更少

机器人子宫内膜癌分期手术的重点和难点是盆腔淋巴结及腹主动脉淋巴结的清扫。子宫内膜癌患者盆腔及腹主动脉淋巴结转移对分期、治疗及预后非常重要，因此，清扫淋巴结的数目是评价子宫内膜癌分期手术的重要指标。Diaz-Feijoo 等比较了连续 100 例机器人手术和传统腹腔镜行淋巴结清扫术的资料，结果显示机器人手术清扫淋巴结的数目较腹腔镜多 [17（10～31）个 *vs.*14（4～62）个，$P < 0.05$]，且出血量明显少于腹腔镜 [20（5～350）ml *vs.* 90（10～260）ml，$P < 0.05$]。在众多报道中，机器人手术组较传统腹腔镜手术组及开腹手术组淋巴结清扫个数较多或至少无差别。并且淋巴结清扫是妇科肿瘤手术中难度较大的一个步骤，淋巴结往往伴行于大血管，特别是腹主动脉淋巴结，其下方就是极易被损伤的下腔静脉，机器人三维立体成像技术及震颤过滤系统不仅可以使视野更清晰，方便辨析解剖结构，让术者更放心操作，而且还可以克服术者手部的细微震颤，减少损伤的发生。

（3）术中失血少、并发症少、住院时间短

Veljovich 等报道了机器人组 118 例患者与开腹手术组 113 例患者的比较性研究，机器人组失血量更少（66.6ml *vs.*197.6ml，$P < 0.0001$），住院时间更短（40.3 小时 *vs.*127 小时，$P < 0.0001$）。Boggess 等报道了机器人、传统腹腔镜与开腹三种术式治疗子宫内膜癌的比较研究，包括 322 例患者（103 例机器人，81 例传统腹腔镜，138 例开腹手术）。机器人组住院时间最短（$P < 0.0001$），失血量最少（$P < 0.0001$）。机器人组的并发症比开腹组少（5.9% *vs.*29.7%，$P < 0.0001$），机器人组与传统腹腔

镜组的中转开腹率相似。Bell 等比较了由一名手术医生运用不同手术方式治疗子宫内膜癌患者（40 例机器人，30 例传统腹腔镜，40 例开腹手术），结果显示机器人组的失血量比开腹组少（166 ml *vs.*316 ml，*P*=0.01），与腹腔镜组无统计学差异（166 ml *vs.* 253ml，*P*=0.25），并发症发生率也最少（7.5% *vs.* 27.5%，*P*=0.015；7.5% *vs.*20%，*P*=0.03）。众多数据都表明，机器人在治疗子宫内膜癌中具有出血少、并发症少、住院时间短的优势，其很可能与机器人手术视野被放大，能使术者看清细微的解剖结构从而减少损伤和出血。

（4）学习曲线更加平缓

学习曲线是评价外科手术学习训练技能熟练性和操作有效性的重要指标。Seamon 等分析了 122 例行机器人子宫内膜癌分期手术的外科医生和 122 例行腹腔镜子宫内膜癌分期手术的外科医生的手术资料，比较了两者的学习曲线，结果显示，在机器人手术组平均 24 例后曲线达到平台期，而腹腔镜手术组达到平台期所需例数为机器人手术组的 2 倍。另一项关于机器人子宫切除术和淋巴结清扫术学习曲线的研究显示，20 例之后其学习曲线趋于平缓。机器人手术的学习曲线较腹腔镜手术更加平缓，达到平台期所需病例数更少，能使更多子宫内膜癌患者受益。

16. 机器人在子宫内膜癌手术中的不足

机器人辅助的腹腔镜手术在子宫内膜癌患者中有其较突出的

优势，但也存在一些不足，如操作空间限制、手术费用昂贵、切口美观问题，有待进一步改进。

（1）操作空间限制

机器人手术系统器械能达到或操作的范围是有限的。由于盆腔手术的需要，通常将载有器械臂的中央柱置于取截石位患者的两腿之间。由于器械臂不能卸载，使其向头侧范围的操作受到限制。因此，要完成腹主动脉旁淋巴结清扫这些上腹部的手术操作需要在机器人完成盆腔手术后，调整机器人位置，重新对接后再继续操作，这样会延长手术麻醉时间。但这个问题在新一代达芬奇系统中得到了解决，新一代机器人具有更长的手臂及更广的操作范围，完成腹主动脉旁淋巴结清扫、大网膜切除等上腹部操作时将不必采取诸如以上的措施。

（2）手术费用昂贵

费用昂贵一直是限制达芬奇在世界范围内推广运用的重要原因，达芬奇手术系统购买需要上百万美元，而一例经典的，包括淋巴结清扫在内的子宫内膜癌手术的耗材费用也需要800～1000美元，每年还需高昂的维护费用，需要医院买得起，患者用得起，且其费用在中国大部分地区还未被纳入医保报销。因此，虽然机器人在治疗子宫内膜癌中优势明显，但在国内，选择该手术方式的患者仍占少数。减少手术中一次性耗材使用、降低耗材费用是其未来改进的方向。

(3) 切口美观问题

由于机器人手臂长度不够,具有向头侧操作的限制,所以镜头孔的位置比传统腹腔镜的高,以此顺利完成盆腔和达上腹部的手术。这些置于脐上方的穿刺孔,可能给一部分患者带来美学上的顾虑。

【手术注意事项】

虽然达芬奇机器人在子宫内膜癌手术中有较为突出的优势,众多报道显示其方式是安全有效的,但在实施子宫内膜癌手术过程中仍需注意以下几方面:

(1) 达芬奇机器人手术需要患者麻醉后保持截石位与头高脚低位(约30°,Trendelenburg体位),长时间该体位会增加患者心脏、脑和肺的负担,对年龄较大或合并肥胖的子宫内膜癌患者往往存在较大考验,术前应充分完善检查及评估手术风险,尽量缩短手术操作时间,减少并发症的发生。

(2) 由于子宫内膜癌手术往往需要行高位腹主动脉淋巴结切除,因此镜头孔穿刺位置较高,通常取脐上四横指处放置一次性12mm Trocar,置入30°内镜,左、右、中上腹放置8mm Trocar,距观察孔约8~10cm,3个穿刺孔需形成一个弧形,避免机械臂操作时互相干扰。对子宫内膜癌合并肥胖患者,穿刺风险较大,需经验丰富者进行操作。

(3) 安全的子宫切除需手术操作者准确识别输尿管的走行及随时分离血管蒂,以有效分离和封闭血管,减少术中出血,避免输尿管的损伤。子宫较大时，术者的操作空间减小，机械臂应使腕部弯曲，以远离手术视野，尽量减少内部仪器手臂的碰撞。

（4）子宫内膜癌全面分期手术的关键步骤在于高位腹主动脉淋巴结的切除，该操作往往是在大血管及输尿管周围，该处解剖结构复杂，关键点首先是显露。在肾血管及肠系膜上动脉分支处，必须有良好的腹膜后显露，助手需将小肠及大网膜推开，于骶前开始纵向打开后腹膜，显露双侧髂总及腹主动脉走行直达十二指肠横部下缘，打开动静脉鞘并游离腹主动脉和腹腔静脉，切除淋巴结直至肾静脉水平。此步骤难度大，要求精确度高，虽然机器人手术本身具有的优势能克服普通腔镜的缺点，帮助术者提高淋巴结切除的彻底性及精确性，但仍需有丰富经验的医生操作，避免损伤及严重手术并发症的发生，在高位腹主动脉淋巴清扫中第三臂的运用会使机器人手术优势更加明显。

（5）手术操作中第一步应近宫角处凝扎双侧输卵管，防止术中肿瘤经输卵管进入盆腹腔。通过阴道取出子宫标本时需尽量保持标本完整，避免子宫破裂将肿瘤组织挤压至盆腔和腹腔，如果子宫过大，可将子宫置于取物袋内，在袋内将子宫分成小块取出，尽量避免人为扩散肿瘤组织至盆腔和腹腔。

【展望】

达芬奇机器人手术系统作为一种新的手术治疗方式正逐渐运用于子宫内膜癌的临床治疗，根据目前众多的报道显示，其治疗方式是安全有效的，在盆腔及腹主动脉淋巴结清扫、减少术中出血、降低并发症、缩短住院时间等方面有明显的优势，且在肥胖患者中有独特优势。但目前关于机器人手术运用于子宫内膜癌的研究多为回顾性研究，缺少前瞻性、多中心、大样本随机对照研究，还需要更长时间的随访及更多病例资料来评估其在子宫内膜癌治疗中的总体运用价值。新一代达芬奇机器人有更先进的光学系统及镜头，机械臂有可伸缩性及旋转性，允许四象限操作，可以帮助医生更容易地完成腹主动脉旁淋巴结切除、大网膜切除、上腹部肿块切除等更加复杂的操作，使机器人能扩展运用到Ⅲ期以上子宫内膜癌的肿瘤细胞减灭术。相信随着技术的进步及人民生活水平的提高，机器人手术操作系统在子宫内膜癌中的运用会越来越广，并且在未来可能成为子宫内膜癌手术的标准术式。

参考文献

1. 王楠. 达芬奇机器人手术系统在子宫内膜癌手术中的应用. 中国微创外科, 2016, 16（10）：936-938.

2. Gehrig PA, Cantrell LA, Shafer A, et al. What is the optimal minimally invasive surgical procedure for endometrial cancer staging in the obese and morbidly obese woman? Gynecol Oncol, 2008, 111（1）：41-45.

3. Seamon LG, Bryant SA, Rheaume PS, et al. Comprehensive surgical staging for endometrial cancer in obese patients：comparing robotics and laparotomy. Obstet Gynecol, 2009, 114（1）：16-21.

4. Veljovich DS, Paley PJ, Drescher CW, et al. Robotic surgery in gynecologic

oncology：program initiation and outcomes after the first year with comparison with laparotomy for endometrial cancer staging．Am J Obstet Gynecol，2008，198（6）：679.e1-9．

5. Boggess JF，Gehrig PA，Cantrell L，et al．A comparative study of 3 surgical methods for hysterectomy with staging for endometrial cancer：robotic assistance，laparoscopy，laparotomy．Am J Obstet Gynecol，2008，199（4）：360.e1-9.

6. Bell MC，Torgerson J，Seshadri-Kreaden U，et al．Comparison of outcomes and cost for endometrial cancer staging via traditional laparotomy，standard laparoscopy and robotic techniques．Gynecol Oncol，2008，111（3）：407-411.

达芬奇手术机器人在卵巢癌中的应用

据统计，约 15% ～ 20% 的卵巢癌患者在早期得到诊断。早期卵巢癌（Ⅰ～Ⅱ期）的基本术式是按照国际妇产科联盟分期标准施行全面分期手术，其基本内容包括：全面探查，腹水及腹盆腔冲洗液细胞学检查，全子宫和双附件切除，大网膜切除，盆腔及腹主动脉旁淋巴结切除（至少达到肠系膜下动脉水平，最好达到肾血管水平），仔细的盆腹腔探查及活检，黏液性肿瘤切除阑尾。通过足够大的腹部纵切口来行全面分期术一直是卵巢癌的经典手术方式。但是开腹途径对患者的创伤较大，切口较长，术中出血多，术后恢复较慢。直到 1990 年，国外学者 Reich 首次报道了腹腔镜下卵巢癌全面分期手术。之后越来越多的学者开始尝试将腹腔镜用于早期卵巢癌的分期手术。腹腔镜可以贴近组织并且有放大作用，容易发现一些盆腹腔深处和上腹部如横膈、胃底、肝等脏器表面的微小转移灶，从而有利于有效分期。腹腔镜也可以在直视下做较大范围的腹腔内冲洗，提高了腹腔冲洗液的阳性率等。与开腹手术相比，腹腔镜手术具有住院时间短、术后痛苦少、恢复快和手术并发症少等优势。然而，腹腔镜手术治疗卵巢癌操作难度高，学习曲线长，达到平台期所需手术例数多，这些限制使其难以广泛开展，而且腹腔镜在手术视野、操作的灵活性等方面也具有一定的局限性。近 10 年来，达芬奇手术系统得到了迅速的发展。与传统腹腔镜相比，达芬奇机器人手术系统成像立体，手术野图像清晰稳定，机械手小、灵活且无震颤等优点，使得术中可以更精确地进行各种复杂肿瘤手术，学习曲线达到平台期的病例数相对腹腔镜手术也大大减少。因此，国内外已有多项研究探讨达芬奇机器人辅助腹腔镜行卵巢癌全面分期术的价值。

【适应证】

《妇科恶性肿瘤腹腔镜（及机器人辅助）手术操作指南》中指出，卵巢癌腹腔镜手术主要用于Ⅱc期以前的早期卵巢上皮性癌和生殖细胞肿瘤的全面分期手术，具体适应证如下：

（1）肿瘤直径小于 10cm。

（2）腹腔内其他部位或脏器无明显的转移灶。

（3）术者有足够的技术完成整个手术。

【禁忌证】

（1）晚期卵巢癌广泛腹腔转移和（或）肿瘤与周围组织广泛浸润者不宜行腹腔镜手术。

（2）腹部严重粘连、重度肥胖和心肺功能不良者为相对手术禁忌。

（3）全身情况不良，虽经术前治疗仍不能纠正者。

（4）有严重心、肺、肝、肾疾患，不能耐受手术与麻醉者为手术禁忌。

鉴于目前缺乏机器人手术系统治疗妇科肿瘤的指南性文件，且妇科肿瘤腹腔镜手术与机器人辅助腹腔镜手术有诸多相似之处，所以，机器人手术系统在卵巢癌中的适应证与禁忌证可参照该指南执行。

17. 机器人在早期卵巢癌分期手术中的优势

（1）有利于高位腹主动脉旁淋巴结切除

高位腹主动脉旁淋巴结切除需达到肾血管水平，此处解剖复杂，周围毗邻重要器官，而传统腹腔镜手术系统为二维视野，手术视野存在盲区，暴露困难，对高位腹主动脉旁淋巴结切除的彻底性及精确性均不及达芬奇手术机器人系统。后者的优势主要体现在：①达芬奇机器人手术系统为三维立体视野，术者自主控制镜头臂，使画面定位更加准确及稳定。另外，因独有的 3 臂，使得视野暴露更加容易，在节省人力的同时，使此处狭小空间的操作更加清晰、准确。②腹主动脉旁解剖结构复杂、空间狭小，机器人手术系统特有的 EndoWrist 可转腕器械，在狭窄区域操作不受限，并且能消除术者不自主手部颤动，使操作稳定，精确度高。从而可精细分离血管、神经，创伤小、更安全，使腹主动脉旁淋巴结切除更加清晰、彻底。

（2）有利于闭孔窝淋巴结切除

闭孔窝淋巴结位置较深，达芬奇机器人的三维视野及位置转换面对这些问题时更具优势。在机器人手术中可清晰观察到血管走形、淋巴脂肪组织和血管、尿管等的位置关系。在清除闭孔淋巴结时能够更精准。所以，达芬奇机器人在清除闭孔淋巴结时有独特的优势。

（3）切除淋巴结数目更多

由于机器人手术系统可提供清晰的三维立体视野和灵巧的器械臂，使得手术医生可以在狭窄的盆腔内自如地进行细致的解剖操作。如前文所述，达芬奇手术系统更有利于高位腹主动脉旁淋巴结和闭孔淋巴结的切除。有资料显示，达芬奇机器人手术系统在卵巢癌全面分期手术时清除的淋巴结总数要多于传统腹腔镜。纪妹等研究显示，机器人手术系统行卵巢癌全面分期时切除的淋巴结数目多于传统腹腔镜组 [（28.9±2.73）个 $vs.$（23.7±2.69）个]。

（4）减少术中出血

达芬奇手术机器人系统的内窥镜放大倍数可达 10～15 倍，且分辨率高，使视野更加清晰，在卵巢癌分期手术中可以清晰地看到很微小的毛细血管，从而减少术中出血量。另外，机器人手术克服了腹腔镜手术视野死角、操作盲角的局限，止血更稳定，对盆腔严重粘连患者可进行精细松解，使术中出血量减少。

Magrina 等于 2011 年首次对不同入路的卵巢癌分期术进行对比研究，结果显示机器人手术组较开腹手术组可明显减少术中出血量。Chen 也回顾性研究了 138 例上皮性卵巢癌和卵巢交界性肿瘤的分期手术，手术方式包括机器人、腹腔镜、开腹手术。结果显示，机器人组和腹腔镜组失血量均少于开腹组。纪妹等比较了 15 例机器人辅助下早期卵巢癌分期手术与 20 例传统腹腔镜下早期卵巢癌分期手术的患者资料，结果显示机器人组术中出血量少于传统腹腔镜组。所以，从目前研究看来，达芬奇手术机器人系统在卵巢癌分期术中确实可以减少术中出血量。

（5）减少术后并发症

传统开腹手术由于切口大、术后脂肪液化、切口感染等造成切口愈合时间延长甚至需要二次缝合。微创手术中患者蛋白质丢失相对少，术后低蛋白血症发生率较低。而且机器人手术在手术操作过程中有特有的优势，具有更大的放大倍数及高分辨率的三维立体技术，且机器人手臂可以 360°进行旋转，较人手更加灵活，能够精确地完成各种精细的操作，且该系统通过特殊的装置系统，能够消除医生双手的生理震颤，从而从多方面避免对周围脏器、神经、血管造成损伤。Magrin 的研究发现，达芬奇机器人手术行卵巢癌全面分期术，其术后并发症的发生率（24%）明显低于开腹手术（33%）。

（6）减轻术者压力、节省人力

达芬奇机器人手术系统操作时，主刀医生在控制台中，使用双手和双脚控制器械和内窥镜。外科医生对主控装置进行控制，其动作被转换成在患者体内进行的精确实时的机械手臂动作。患者手术台与医生控制台分离，在手术时间较长的卵巢癌分期手术中应用时，可以为术者提供良好的环境，缓解术者疲劳，减轻术者压力，而且可节省经腹手术需 2～3 名助手保留视野而耗费的人力。

（7）治疗效果与开腹手术相当

达芬奇机器人手术在手术过程中缺乏直接触诊检查，其完全减瘤的效果及预后是主要关注的问题。现有达芬奇机器人手术系统治疗卵巢癌的研究较少，缺乏对此类患者术后长期的随访研究。现有的研究显示，达芬奇机器人手术术后的完全减瘤率与总体生存率与腹腔镜手术及开腹手术均无明显差别。Magrina 等研究发现早期卵巢癌行机器人手术达到完全减瘤者为 84%，腹腔镜组为 93%，而开腹手术组为 56%。早期卵巢癌行机器人手术后的总体生存率为 67.1%，与腹腔镜手术（75.6%）及开腹手术（66.0%）无明显差别。

18. 机器人在早期卵巢癌分期手术中的不足

（1）手术时间长

达芬奇手术机器人系统行卵巢癌全面分期过程中，由于达芬奇机器人系统需进行相关设备的启动及位置的调整，可能在一定程度上延长手术时间。目前国内外有几项研究均显示达芬奇机器人系统的手术时间长于普通腹腔镜及开腹手术 [（315±102）分钟 *vs.* （254±83）分钟 *vs.* （261±77）分钟]。Nezhat 的研究也得出了类似的结论，达芬奇手术机器人系统行卵巢癌全面分期术的平均手术时间明显长于普通腹腔镜及开腹手术（304 分钟 *vs.* 190 分钟 *vs.*242 分钟）。

（2）触觉丧失

机器人手术系统缺乏直接触诊检查，随着卵巢癌分期的进展，一些固定包块的出现，以及在一定解剖空间后面隐藏的癌性粘连，腹膜后淋巴结肿大情况都不能通过单纯腹腔镜检查得到了解。

（3）肿瘤扩散转移风险扩大

肿瘤破裂人为增加分期，二氧化碳气腹促进肿瘤细胞增殖扩散及穿刺部位肿瘤种植是目前妇科恶性肿瘤腹腔镜手术最有争议的问题，在卵巢癌中尤为突出。二氧化碳对肿瘤增殖和复发的影响，目前尚有较大争议，多数研究提示，二氧化碳气腹对暴露于二氧化碳环境中的肿瘤的生长和转移有影响。腹壁穿刺部位肿瘤种植是目前影响腹腔镜在妇科肿瘤应用中的一个最大障碍，特别是对于卵巢恶性肿瘤。穿刺口种植复发多局限于取标本穿刺口，可能还与标本提取时污染切口有关。与开腹手术相比，机器人手术系统由于触觉丧失等因素，术中肿瘤破裂的风险相对增高，将导致肿瘤分期的提高。术中应尽量完整切除肿瘤，从阴道完整取出或置入标本袋内取出。

【手术注意事项】

达芬奇机器人手术系统具有操作器械灵活、操作精度稳定、手术视野清晰等优势，但缺乏有效的力学反馈，在卵巢癌全面分期术中需注意以下几方面：

（1）因卵巢癌全面分期手术过程涉及 4 个象限的操作，包括上腹部的网膜切除及腹主动脉旁淋巴结切除，术中需要使用旋转台倒转体位或调整机器人的位置、重新打孔、重新对接机器人。我国学者探索发现，术前打孔时，于常规镜头孔处上 2 ～ 3cm，其余穿刺口做相应移动。切除大网膜时，改头高脚低位，合理对接机械臂及助手适度地牵拉暴露，同时结合机器人手术器械可弯转的特点，使在不需要倒转体位的前提下，就可顺利完成手术操作。但对于某些肥胖患者，因大网膜较为肥厚，不易暴露，必要时需倒转体位。但需注意摄像臂穿刺孔要与肋缘留有足够的距离，防止摄像臂下压肋骨。

（2）淋巴结切除。自圆韧带断端向外弧形打开盆壁腹膜，充分暴露侧盆壁及髂外动静脉，延血管走形切除相应淋巴结。切除闭孔淋巴结时，注意避免输尿及闭孔神经损伤。腹主动脉旁淋巴结切除范围需达到肾动静脉水平。

（3）尽量避免肿瘤破裂。肿瘤破裂将人为增加分期，操作过程中应经量避免肿瘤破裂，从阴道完整取出或置人标本袋内取出。

【展望】

腔镜技术包括腹腔镜手术、机器人腹腔镜手术等具有创伤小、手术瘢痕小、术后恢复快、易被患者接受等特点，在早期卵巢癌的诊治中发挥越来越重要的作用。达芬奇手术机器人系统具有减少术中出血、缩短住院时间、减少术后并发症等优势，在早期卵巢癌，特别是保留生育功能的卵巢癌手术中具有一定的发展前景。随着技术的开展，将逐渐有更多的研究来证实机器人手术系统应用于卵巢癌的安全性及有效性。

达芬奇手术机器人在晚期卵巢癌减瘤手术中的应用

　　晚期卵巢癌满意的肿瘤细胞减灭术定义为残存病灶＜1cm，减灭术中全面的盆腹腔探查和广泛的盆腹腔转移灶切除是非常重要的，所以，目前认为，对于晚期卵巢癌及盆腔难以切除的肿块，开腹手术似乎是更好的选择。目前，国内外仅有少数病例对照研究探讨了机器人手术系统在晚期卵巢癌中的运用。已有的报道显示，机器人可以完成全子宫及双附件切除、腹主动脉及盆腔淋巴结清扫、大网膜切除、阑尾切除、小肠切除、乙状结肠切除、横膈切除、脾切除和肝部分切除。但因目前研究很少，尚无法肯定机器人腹腔镜与普通腹腔镜及开腹手术的优劣。对于晚期卵巢癌患者，因机器人辅助腹腔镜手术系统克服了传统手术的局限性，以高清视野和灵活内腕系统，使得操作更加精细灵活、创伤小、切除彻底。因此，在复杂的手术中机器人系统有其特有的优势。但目前研究病例少，远期疗效仍需进一步评估。对于肿瘤体积小的患者，机器人手术是安全可行的，但是需精心选择患者，严格掌握指征。

19. 机器人在晚期卵巢癌减瘤手术中的优势

（1）减少术中出血量

目前仅有的少数几项研究显示，在晚期卵巢癌的肿瘤细胞减灭术中，行达芬奇机器人手术较开腹手术出血量少。这与机器人系统分辨率高，视野更加清晰相关。2011 年，Magrina 报道了 76 例晚期卵巢癌的手术情况，其中 15 例采用机器人手术系统，20 例采用普通腹腔镜，41 例患者行开腹手术。与开腹手术组相比，达芬奇机器人手术组或腹腔镜手术组术中出血量更少，三组间术中及术后并发症发生率及总体生存率类似。Feuer 比较了 63 例机器人手术及 26 例开腹手术的情况，达芬奇机器人手术组术中出血量更少，两组间并发症发生率、完全减瘤率及 1 年无瘤生存率均相似。Nezhat 报道了不同手术方式治疗晚期卵巢癌的情况，其中 10 例采用机器人手术系统进行减瘤术，29 例使用普通腹腔镜，而 8 例采用开腹手术，结果显示开腹手术组术中出血量较腹腔镜组及机器人手术组多。

（2）缩短住院时间

机器人手术创伤小，切口小，术中出血少，可明显缩短患者住院时间。Magrina 研究显示与开腹手术相比，行机器人手术的患者住院时间更短。Feuer 也得出类似结论，机器人手术患者的住院时间短于开腹手术者。

20. 机器人在晚期卵巢癌减瘤手术中的不足

达芬奇手术机器人系统行卵巢癌减瘤术过程中，由于达芬奇机器人系统需进行相关设备的启动及位置的调整，可能在一定程度上延长手术时间。目前国内外仅有的几项研究均显示达芬奇机器人系统的手术时间长于普通腹腔镜或开腹手术。另外，机器人手术系统缺乏直接触诊检查，晚期卵巢癌常伴有广泛的腹腔内转移，一些固定包块的出现，以及在一定解剖空间后面隐藏的癌性粘连，腹膜后淋巴结肿大情况都不能通过单纯腹腔镜检查得到了解。在晚期卵巢癌中应用机器人手术或传统腹腔镜手术都存在一定的局限性，因此，微创手术应用于晚期卵巢癌患者的治疗存在一定争议。国外多位学者提到机器人手术系统在晚期卵巢癌的减瘤术中存在的困难和局限性。在手术过程中，可能需要多次对接机械臂，以及需要多个手术切口才能实现腹腔 4 个象限的操作。为了实现更高的肿瘤完全切除率，开腹手术似乎更合适。

【手术注意事项】

在晚期卵巢癌中应用机器人手术或传统腹腔镜手术都存在一定的局限性，主要是认为腔镜手术难以达到满意的减瘤效果，机器人手术系统在晚期卵巢癌中虽有一定的优势，但其运用价值有限。

（1）当大网膜与肠道融合成饼状，由于机器人缺乏触觉，虽然其三维视野更加清晰，但仍然受到限制。对于经过新辅助化疗后的患者，有一定的可行性。但对上腹部手术和下腹部手术时仍需要变更体位、调整机械臂。

（2）因晚期卵巢癌可能已存在盆腹腔广泛转移病灶，应注意避免腹壁穿刺部位肿瘤种植。将穿刺部位的腹膜封闭，可减少肿瘤种植和转移。

【展望】

随着科技的进步，医疗水平的提高，很多原来需要很大创伤的手术都由开放术式变为微创术式。微创体现在精准的解剖、适当的分离、温柔的手法、细致的操作、组织的保护，以最大限度减少患者手术创伤。缩短术后恢复时间一直是外科手术追求的目标，达芬奇机器人手术系统是目前应用于临床的先进微创手术技术，虽然现有研究较少，但目前的研究认为机器人手术系统在卵巢癌手术中有一定的优势。对于晚期卵巢癌，需精心选择患者，严格掌握指征。

参考文献

1. Yoo JG, Kim WJ, Lee KH. Single-site robot-assisted laparoscopic staging surgery for presumed clinically early-stage ovarian cancer. J Minim Invasive Gynecol, 2018, 25（3）：380-381.

2. Zanagnolo V，Garbi A，Achilarre MT，et al. Robot-assisted surgery in gynecologic cancers. J Minim Invasive Gynecol，2017，24（3）：379-396.

3. Tse KY，Ngan HYS，Lim PC. Robot-assisted gynaecological cancer surgery-complications and prevention. Best Pract Res Clin Obstet Gynaecol，2017，45：94-106.

4. Kristensen SE，Mosgaard BJ，Rosendahl M，et al. Robot-assisted surgery in gynecological oncology：current status and controversies on patient benefits，cost and surgeon conditions - a systematic review. Acta Obstet Gynecol Scand，2017，96（3）：274-285.

5. Rabinovich A. Robotic surgery for ovarian cancers：individualization of the surgical approach to select ovarian cancer patients. Int J Med Robot，2016，12（3）：547-553.

6. Ngo C，Cornou C，Rossi L，et al. Evidence for the use of robotically assisted surgery in gynecologic cancers. Curr Opin Oncol，2016，28（5）：398-403.

7. Minig L，PadillaIserte P，Zorrero C，et al. Robotic surgery in women with ovarian cancer：surgical technique and evidence of clinical outcomes. J Minim Invasive Gynecol，2016，23（3）：309-316.

8. Johansen G，Lonnerfors C，Falconer H，et al. Reproductive and oncologic outcome following robot-assisted laparoscopic radical trachelectomy for early stage cervical cancer. Gynecol Oncol，2016，141（1）：160-165.

9. Chen CH，Chiu LH，Chen HH，et al. Comparison of robotic approach, laparoscopic approach and laparotomy in treating epithelial ovarian cancer. Int J Med

Robot，2016，12（2）：268-275.

10. Escobar PF，Levinson KL，Magrina J，et al. Feasibility and perioperative outcomes of robotic-assisted surgery in the management of recurrent ovarian cancer：a multi-institutional study. Gynecologic Oncology，2014，134（2）：253-256.

11. Magrina JF，Cetta RL，Chang YH，et al. Analysis of secondary cytoreduction for recurrent ovarian cancer by robotics，laparoscopy and laparotomy. Gynecologic Oncology，2013，129（2）：336.

12. Holloway RW，Brudie LA，Rakowski JA，et al. Robotic-assisted resection of liver and diaphragm recurrent ovarian carcinoma：description of technique. Gynecologic Oncology，2011，120（3）：419.

13. Bandera C，Magrina JF. Robotic surgery in gynecologic oncology. Curr Opin Obstet Gynecol，2009，21（1）：25-30.

14. 沈铿 . 常见妇科恶性肿瘤诊治指南 . 北京：人民卫生出版社，2014.

15. 纪妹，成星函，赵塈，等 . 达芬奇机器人在 7 例早期卵巢癌分期手术中的临床应用 . 实用妇产科杂志，2015，31（9）：677-680.

16. 许鹏琳，纪妹，赵塈，等 . 达芬奇机器人手术系统在早期卵巢癌分期手术中的应用价值研究 . 中国实用妇科与产科杂志，2017，（10）：1077-1079.

17. 叶明侠，李立安，李利，等 . 机器人辅助腹腔镜行卵巢癌手术 13 例分析 . 中华腔镜外科杂志（电子版），2015，（5）：312-316.

18. 顾成磊，孟元光 . 机器人手术在卵巢癌治疗中的应用现状 . 中国微创外科杂志，2016，16（11）：1038-1040.

19. 林少丹，林仲秋 . 微创技术在妇科恶性肿瘤中的应用 . 国际妇产科学杂志，2014，（4）：333-338.

达芬奇手术机器人在外阴癌腹腔镜淋巴结清扫手术中的应用

　　总体来说，虽然外阴恶性肿瘤发病率位居妇科恶性肿瘤第 4 位，但并不是常见的恶性肿瘤，发病率也仅为 2‰～ 7‰。外阴癌的主要转移途径为淋巴转移，一般常先转移至腹股沟浅、深淋巴结，后经盆腔淋巴结及腹主动脉旁淋巴结，最终转移至锁骨上淋巴结。腹股沟淋巴结是外阴癌转移的首站淋巴结，且与外阴癌预后密切相关。对于外阴癌的治疗，手术治疗一直以来都是最重要的治疗方法。结合外阴癌转移的特性，早在 20 世纪初期就提出了外阴癌的广泛外阴切除术，同时整块切除双侧腹股沟淋巴结的标准术式。该术式大大改善了外阴癌的预后，但由于手术创伤大，术后出现切口并发症可能性极高，且常可影响患者排尿、排便及性生活，严重影响患者生活质量。因此，近 20 年来，外阴癌、外阴病灶手术范围及腹股沟淋巴结清扫指征越来越个体化。

　　腔 镜 腹 股 沟 淋 巴 结 清 扫 术（video endoscopic inguinal

lymphadenectomy, VEIL）的提出，使腹股沟淋巴结清扫术更加微创，也打开了外阴癌微创手术的大门。但由于腹股沟区解剖结构复杂多变，血管和神经丰富，且术中在皮下建立手术空间，视野狭小，因此，VEIL 难度较高，要求术者具有清晰的解剖概念，较高的掌控器械的能力，精细、严密及规范化的镜下操作技巧，对助手配合要求也较高，是一种富有挑战性的手术。由于达芬奇机器人手术系统的优点更能契合腔镜下腹股沟淋巴结清扫术中的困难，机器人腔镜下腹股沟淋巴结清扫术（robotic assisted video endoscopic inguinal lymphadenectomy, RAVEIL）应运而生。目前，国内外已有许多临床研究都证实了机器人在外阴癌腹股沟淋巴结清扫术中的应用安全可行，且较传统腹腔镜更具有优势。

【适应证】

机器人外阴癌腹股沟淋巴结清扫术的指征与开放及普通腹腔镜下手术的指征相同，根据患者病变分期不同，选择性地进行单侧或双侧腹股沟淋巴结清扫术。

（1）双侧腹股沟淋巴结清扫术适应证

①外阴鳞癌 FIGO 分期为Ⅰb期及Ⅱ期，病灶位于中线或累及小阴唇的肿瘤，或一侧病灶较大的侧位型肿瘤，尤其是同侧淋巴结阳性者。

②外阴鳞癌 FIGO 分期为Ⅲ～Ⅳ期的患者，如影像学未提示可疑阳性淋巴结者。

③怀疑有淋巴结转移的黑色素瘤或癌灶厚度＞ 0.75mm 者，

但仍有争议。

④外阴巴氏腺癌。

⑤外阴派杰氏病一般行双侧腹股沟淋巴结清扫术。

（2）单侧腹股沟淋巴结清扫术适应证

①外阴鳞癌侧位型（距中线＞2cm）小型肿瘤（直径＜2cm）。

②无双侧腹股沟淋巴结转移征象和患侧腹股沟淋巴结活检病理证实无转移者。

③腹股沟区仅有 1～2 个临床阳性淋巴结者应于放疗前行腹股沟淋巴结切除。

【禁忌证】

（1）外阴癌Ⅰa期通常不需行腹股沟淋巴结清扫术。

（2）如已证实腹股沟淋巴结阳性者，建议仅行增大的淋巴结切除，最好避免系统的腹股沟淋巴结清扫术。

（3）腹股沟淋巴结肿大固定或溃烂，影像学提示有肌肉或血管侵犯者，或肿瘤与骨固定，转移广泛，无法手术切除者。

21. 机器人在外阴癌腹股沟淋巴结清扫术中的优势

本院目前已完成 RAVEIL 共 10 例，其中 8 例为外阴癌患者，2 例为下段阴道癌患者，手术均顺利完成，无严重术中、术后并发症。通过这些手术的成功实施，发现达芬奇机器人手术系统在外阴癌腹股沟淋巴结清扫术中不仅是安全有效的，而且有其得天独厚的优势，是达芬奇机器人手术系统的最佳适应证之一。

（1）与传统手术器械相比，达芬奇机器人手术系统具有三维成像功能，且具有更高的分辨率及放大倍数，使解剖及视野更清晰，更适合腹股沟部解剖复杂、血管神经丰富的特点，有利于手术的顺利进行。

（2）达芬奇机器人手术系统的多关节机械臂及多个活动自由度的可转腕器械，使手术操作更加灵活；同时，该系统的震颤过滤系统能够使手术操作更稳定，且术中摄像头安装于镜头臂，由术者操控，较之传统腔镜镜体更稳，更易于获得满意视野，这些更适应腔镜下腹股沟淋巴结清扫术视野及操作空间小的限制，尤其有利于术中保留大隐静脉及其分支的精细操作。

（3）达芬奇机器人手术系统在手术操作时术者采取坐姿进行手术，能够缓解术者疲劳，而且减少术者与举镜助手间的拥挤及碰撞，更有利于手术的进行。

22. 机器人在外阴癌腹股沟淋巴结清扫术中的不足

达芬奇机器人腹腔镜系统在腔镜下腹股沟淋巴结清扫术中的应用也存在一些不足。

（1）达芬奇机器人手术系统缺乏触觉，在寻找股动脉时无法像开放手术那样通过手指触觉找到。因此，RAVEIL 术者应尽量分离并切除脂肪组织及腹股沟浅淋巴组织，在股动脉的指示下，在镜下认真观察股动脉搏动的位置，从而进行判断。

（2）在腹股沟淋巴结清扫术中，手术范围的确定常需通过患者骨性及其他体表标志的引导。而达芬奇机器人手术术中术者距离患者较远，无法通过体表标志定位。因此，术中助手的配合就更为重要了，应加强与助手的沟通。

（3）达芬奇机器人腹腔镜目前国内临床尚未普及，且费用高，同样限制其应用。

【手术注意事项】

通过对已完成的 RAVEIL 手术进行总结，我们提出以下操作注意事项及经验：

（1）第一套管的正确置入及分离建立足够大的手术视野是手术的关键，也是后续手术进行的基础。在置入第一套管时，完成皮肤切口后，应将 Trocar 朝向腹股沟方向沿皮下插入脂肪间隙内，然后将 Trocar 左右移动，建立皮下术野。如有困难可借助手指进行一定程度的分离。经钝性分离后常可形成一定程度的腔隙，通常情况下在这一腔隙内放置一侧 Trocar 较为容易，但因空间有限完成所有 Trocar 放置十分困难。术中可在放置两个 Trocar 后连接镜头臂及超声刀，镜下锐性分离至腔隙足够大后进一步放置其他 Trocar。该方法较完全钝性分离出血更少，视野更清晰。

（2）术中应根据手术要求及时调整气腹压力。通常在建立手术野时为了便于组织分离，所需的二氧化碳压力常较高，可在 13 ～ 15mmHg；但当术野已建立，穿刺完毕手术开始后的维持气压常较小，可调整至 8mmHg 左右，从而减少严重皮下气肿形成。

（3）术中尽量保留大隐静脉及其主要分支，便于下肢静脉回流，减少术后下肢水肿。同时术中应尽量解剖精细，仔细辨别大的淋巴管并予以充分闭合，减少术后淋巴瘘及淋巴囊肿形成。

（4）虽然 RAVEIL 是微创手术，术中仍应遵循肿瘤治疗的原则，尽量整块切除淋巴组织，并注意无瘤原则，保护切口等正常部位不被肿瘤污染。此外，术中应保留约 1cm 厚的皮下组织，防止术后局部皮肤坏死。

【展望】

外阴癌的传统开放手术损伤大、术后并发症多，尤其是术后切口感染、瘢痕形成，对患者生理及心理产生严重影响，而腔镜下腹股沟淋巴结清扫术在遵循肿瘤治疗原则的前提下，能显著减少患者手术创伤及术后切口相关并发症的发生，且已广泛应用于临床。然而，该手术难度较高，学习曲线较长，而已有的相关临床报道证实，达芬奇机器人手术系统能够很好地适应该手术的特殊性，具有独特的优势。但还应当认识到，达芬奇机器人手术系统同样存在与其他术式相同的甚至特有的手术并发症，术中应注意加以预防。同时还可将达芬奇机器人腔镜下腹股沟淋巴结清扫术与外阴癌前哨淋巴结活检技术相结合，减少不必要的腹股沟淋巴结清扫术的实施，进一步减少手术创伤。此外，目前 RAVEIL 相关临床报道以回顾性病例分析为主，仍有待大样本、前瞻性的对照研究对该手术方式进行客观验证。

参考文献

1. Siegel R，Naishadham D，Jemal A. Cancer statistics，2013. Ca-A Cancer Journal for Clinicians，2013，63（1）：11.

2. Dittmer C，Katalinic A，Mundhenke C，et al. Epidemiology of vulvar and vaginal cancer in Germany. Archives of Gynecology & Obstetrics，2011，284（1）：169-174.

3. Fred JT. Cancer of the vulva：an analysis of 155 cases（1911–1940）. American Journal of Obstetrics & Gynecology，1940，40（5）：764-779.

4. Way S. Carcinoma of the vulva. Nursing Times，1976，72（22）：854-855.

5. Josephson DY，Jacobsohn KM，Link BA，et al.Robotic-assisted endoscopic inguinal lymphadenectomy.Urology，2009，73（1）：167-170.

6. 马佳佳，陈必良. 达芬奇机器人腹股沟淋巴结清扫术治疗外阴癌的临床效果与手术策略. 中华腔镜外科杂志（电子版），2014，7（3）：172-176.

7. Jain V，Sekhon R，Giri S，et al. Robotic-assisted video endoscopic inguinal lymphadenectomy in carcinoma vulva：our experiences and intermediate results. International Journal of Gynecological Cancer，2017，27（1）：159-165.

8. 陈必良. 机器人妇产科手术学. 西安：西安交通大学出版社，2015.

达芬奇手术机器人在妇科良性疾病中的应用

子宫切除术是妇科最常进行的经典手术之一，大部分患者因子宫良性疾病而需要行全子宫切除。良性疾病子宫切除术最常见的指征包括：有症状的子宫肌瘤（51.4%）、异常子宫出血（41.7%）、子宫内膜异位症（30.0%）及子宫脱垂（18.2%）。子宫切除常用的入路包括：经阴、经腹腔镜（有或无机器人辅助、完全采用腹腔镜或腹腔镜辅助下的经阴道子宫切除术）和经腹手术。其中经阴道和经腹腔镜手术被称为"微创手术"。

传统开腹子宫全切（open hysterectomy，OH），因其手术切口大，术后恢复慢，逐渐演变为微创的经阴道子宫切除（vaginal hysterectomy，VH）。继腹腔镜为代表的第 2 代微创外科手术开展后，腹腔镜微创术式，包括辅助下阴式子宫全切（laparoscopic assisted vaginal hysterectomy，LAVH）和腹腔镜下全子宫切除（total laparoscopic hysterectomy，TLH），因微创，手术视野宽广，能够在很大程度上将患者的痛苦减轻，促使其术后更好更快的康复，以及降低术后并发症发生率，已经广泛用于妇科临床。但是对于大于妊娠 3 个月的困难子宫，普通腹腔镜仍不能很好地暴露手术视野，造成手术难度增加。

达芬奇机器人外科手术系统被认为是外科第 3 代微创手术的代表。在美国，2005 年达芬奇机器人系统被 FDA 批准用于妇科手术，到 2010 年在所有子宫切除手术中，约 25% 子宫切除术选择达芬奇手术。国内机器人腹腔镜手术主要用于恶性病变手术治疗，由于机器人手术费用高，手术时间较传统手术长等原因，限制了机器人辅助下子宫切除（robotic-assisted total laparoscopic hysterectomy，RALH）的使用。但是对于体重指数（BMI）较高、子宫较大（子宫重量大于 250g）的困难子宫切除的患者，机器人腹腔镜子宫切除手术却有着不可比拟的优势。

【适应证】

（1）多发性子宫肌瘤。

（2）子宫腺肌病或腺肌瘤。

（3）子宫内膜良性病变（难治性功能性子宫出血、黏膜下肌瘤）或不典型增生。

（4）子宫颈癌前病变（CIN）或原位癌，不需保留生育功能并要求切除子宫者。

（5）子宫≤孕 12 周大小。

【禁忌证】

（1）年龄≤40岁或需要保留生育功能者。

（2）需根据术者经验及患者情况，子宫＞妊娠20周大小者为相对禁忌。

（3）合并严重盆腹腔粘连无法置镜或镜下难以分离者。

（4）合并宫颈浸润癌或临床Ⅱ期以上子宫内膜癌者。

（5）患者全身状况不能耐受腹腔镜手术者。

（6）耻骨弓和（或）阴道狭窄者。

（7）下肢畸形无法膀胱截石位者。

23. 机器人在子宫切除术中的优势

21世纪的妇科手术也进入了微创时代，扩大手术视野、减轻患者痛苦、改善手术创伤后愈合等是微创外科的全新理念，而机器人辅助手术将上述优势发挥到极致，成为微创外科的又一发展趋势。达芬奇手术机器人与传统腹腔镜相比所具备的特有优势是：3D立体高清镜头，机械臂比人手及传统腹腔镜器械更加灵活，自动滤除微小震颤，使手术操作更加精细平稳，解剖结构更加清晰可辨，从而提高手术质量，增加手术效率。机器人系统在子宫切除手术中有以下优势：

（1）具有3D立体高清镜头，手术野放大，更加精细地分离血管及粘连

机器人拥有较腹腔镜2D平面视野更高分辨率的3D立体高

清镜头，将手术野放大 10 ～ 15 倍，从而能够更加精细地分离血管，最大限度地减少了对血管的损伤。此外，通过放大而清晰的手术视野能及时发现盆腔内的微小粘连，可在术中同时进行松解，防止术后粘连。特别对于盆腔狭窄、解剖区域粘连重的手术，如深部浸润性子宫内膜异位症、瘢痕子宫等能够更清晰呈现解剖，利用机器人第三臂提起子宫更好暴露视野，最大程度减少手术副损伤。

（2）机械臂 360°的空间下灵活转动操作，滤除人手震颤

在大子宫切除时，传统腹腔镜器械 4 个自由度因无关节，器械伸不进的区域、达不到的角度，常常会造成操作困难。机器人腹腔镜的机械臂有 7 个自由度的活动范围，比普通腹腔镜更灵活。机械臂可以在 360°的空间下灵活操作，能够完美地完成转动、挪动、摆动、紧握动作，操作更加得心应手，暴露视野更清晰，加上机械臂上的稳定装置，能滤除人手微小震颤，且机械臂上有稳定器，避免因长时间操作导致手腕颤抖，因此具备人手和普通腹腔镜更好的稳定性和精确度。

（3）减少术中出血，术后恢复快，缩短住院时间

机器人能够更加精细地分离血管，再加上对血管的放大作用，在子宫切除术中处理子宫动静脉时能够灵活而确切地止血，特别是对子宫下段较宽的子宫切除手术，由于宫旁血管暴露困难，机器人手术能够更清晰呈现解剖结构，降低损伤，减少术中出血量。国内病例对照研究也发现，机器人组（30 例）的术中

出血量及术后盆腔引流量明显少于腹腔镜组。国外许多研究发现，机器人手术中术中出血量明显少于非机器人腹腔镜组，这与暴露视野清楚、更清晰分解粘连有关。由于机器人手术能够更精确更微创地进行粘连分离，不仅对周围组织的损伤减少，而且术后患者能够更快地恢复肠道功能，腹痛轻，可自主下床活动，从而能够提高患者术后生活质量，也明显缩短住院时间。Orady 研究显示，在 297 例子宫切除病例中，135 例为机器人辅助下子宫切除，162 例为非机器人微创子宫切除，发现机器人手术能够减少术中出血，减轻术后疼痛，缩短住院时间。在大子宫切除中，由于机器人处理子宫血管更有优势，术者出血少，因此，中转开腹概率也明显低于普通腹腔镜。

（4）对阴道断端做到确切缝合，降低术后阴道断端出血及愈合不佳

在腹腔镜手术中，持针器是直的，在体内不易调整方向；而机械臂抓持缝针后，可以在各个角度进行旋转，达到"左右逢源"。腹腔镜手术缝合 1 针约需 60s，机械臂约需 30s。另外，传统腹腔镜手术过程中缝合、打结稍慢，而机器人在全子宫切除术中，利用机械臂特有的优势，术者可灵活自如地缝合、打结，对阴道断端做到准确缝合，降低术后阴道断端出血、愈合不佳等并发症的发生率。

（5）在肥胖患者子宫切除术中有其特有的优势

肥胖患者子宫切除术给传统腹腔镜及开腹手术带来了很多技

术挑战，例如，肥胖患者在建立气腹时由于腹壁过厚，穿刺针有可能由于过短导致穿刺失败，盲目穿刺 Trocar 会加大损伤风险；再者普通腔镜术者需要克服过厚腹壁的反作用力，增大手术操作难度，且长时间操作易导致术者的疲劳。而巧合的是，机器人特有的一个物理特点，机械人手臂由于比较庞大，所以，通常穿刺孔间的距离需保持至 8cm 远，以此避免两个机械臂发生"冲撞"，使术者轻松操作。肥胖患者脏器周围脂肪组织多，常导致术野暴露不清，给手术带来困难，而机器人三维立体成像技术不仅放大倍数高，视野暴露也更清晰，而且腕关节可以多方向操作，扩大了有限空间的操作范围，可以更好地克服肥胖带来的手术难度，减少术中、术后并发症。

24. 机器人在子宫切除术中的不足

（1）手术时间延长。机器人手术系统的准备工作较腹腔镜烦琐，术前须对接、调试机械臂及手术器械，增加麻醉及手术时间。机器人手术时间较常规腹腔镜长，分析认为可能与机器人手术前调试设备、器械对接等前期准备所花费的时间较长有关。另外，机器人手术系统体积庞大、占据空间大，且机械臂与 Trocar 对接后，无法改变操作的位置，若在术中须改变位置，则须重新对接，增加了手术时间。但随着对机器操作的不断熟练及手术团队配合的逐渐默契，机器人手术时间还有很大的提升空间。

（2）机器人手术系统缺乏触觉和压力的反馈，术者无法感知到钳夹的力量，如在打结时，仅凭视觉来感知线结是否打紧，无法感觉到打结的力量，打结过紧会造成组织缺血坏死。未来的机器人手术系统可增加精细动作的动力反馈，还可设置软件对张力数据进行计算分析，加入图像分析功能，有助于术者对张力大小的判断。

（3）机器人操作系统因工艺复杂，机器费用及机械臂费用高昂，都使其手术费用明显高于普通腹腔镜手术，现阶段难以推广普及。但可通过发展远程手术、拓展手术方向来实现手术系统的应用最大化，提高性价比，从而降低费用。

【手术注意事项】

（1）术前评估：严谨评估子宫情况，包括是否存在盆腔手术史、子宫大小形状、宫旁情况等。

（2）输尿管损伤：鉴于机器人腹腔镜下双极钳效果较传统腹腔镜电凝效果差，尤其对于大子宫，宫旁血管较大，建议清晰分离血管，逐一闭合。如果未完全闭合血管，而盲目电凝止血，容易造成输尿管热损伤。

（3）助理协助：助理端口置入普通腔镜器械，由助手完成暴露视野、吸引等协助动作，保持手术视野清晰。

【展望】

综上所述，随着机器人手术在妇科良性疾病行子宫切除病例应用越来越多，团队配合越来越默契，术者操作技术越来越熟练的情况下，整体手术时间会明显缩短。机器人手术优势会越来越突出，因视野清晰，器械灵活稳定，给术者带来更为清晰的解剖，术中、术后出血更少，术后肠道功能恢复更快，住院时间更短。未来希望能开发更为精巧、价格适中的机器人操作系统，循环使用的机器人耗材，以便充分降低手术费用，让更多患者享用这项先进技术。相信随着我国广大外科医生对机器人手术的不断认可，终有一天，机器人手术系统将像腹腔镜那样普及应用。

参考文献

1. Wright JD，Ananth CV，Lewin SN，et al.Robotically assisted vs. laparoscopic hysterectomy among women with benign gynecologic disease.JAMA，2013，309（7）：689-698.

2. Carbonnel M，Abbou H，N'guyen HT，et al.Robotically assisted hysterectomy versus vaginal hysterectomy for benign disease：a prospective study .Minim Invasive Surg，2013：429105.

3. Orady M，Hrynewych A，Nawfal AK，et al. Comparison of robotic-assisted hysterectomy to other minimally invasive approaches. JSLS，2012，16（4）：542-548.

4. Nezhat C，Saberi NS，Shahmohamady B，et al. Robotic-assisted laparoscopy in gynecological surgery. JSLS，2006，10（3）：317-320.

5. Bedient CE，Magrina JF，Noble BN，et al. Comparison of robotic and laparoscopic myomectomy.Am J Obstet Gynecol，2009，201（6）：566.e1-5.

6. 孙小单，袁勇 . 机器人及传统腹腔镜全子宫切除术的临床比较 . 中华腔镜外科杂志（电子版），2015，8（2）：103-106.

7. Payne TN，Dauterive FR. A comparison of total laparoscopic hysterectomy to robotically assisted hysterectomy：surgical outcomes in a community practice. J Minim Invasive Gynecol，2008，15（3）：286-291.

8. Albright BB，Witte T，Tofte AN，et al.Robotic versus laparoscopic hysterectomy for benign disease：a systematic review and meta-analysis of randomized trials. J Minim Invasive Gynecol，2016，23（1）：18-27.

9. Silasi DA，Gallo T，Silasi M，et al.Robotic versus abdominal hysterectomy for very large uteri. JSLS，2013，17（3）：400-406.

达芬奇手术机器人在子宫肌瘤剔除术中的应用

　　子宫肌瘤是子宫平滑肌组织增生而形成的良性肿瘤，是女性最常见的生殖系统良性肿瘤，好发于育龄期女性，患病率可达 25%。患者症状与肌瘤的部位、生长速度及肌瘤变性有密切关系。为最大程度保留生育功能，临床常根据肌瘤的类型、大小、数目，对符合手术指征的患者行子宫肌瘤剔除术。经腹子宫肌瘤剔除术是最传统的手术方式，存在术中出血多、术后疼痛感强烈、术后感染率高、住院时间长、术后易形成盆腔粘连等缺点。腹腔镜下子宫肌瘤剔除术是目前最主流的手术方式，在手术创伤、术后恢复、术后疼痛及盆腔视野、周围脏器损伤等诸多方面较传统经腹子宫肌瘤剔除术具有一定的优势。但该手术操作时间长，对术者技术要求高，镜下缝合难度大，且难以发现存在于肌壁间的小肌瘤。自 2005 年美国 FDA 批准达芬奇机器人开展妇科肌瘤剔除手术后，其精细的操作和缝合能力能最大限度地保留子宫和保存生育功能，使得该术式得到妇产科医生的认可，有望成为子宫肌瘤剥除的新术式。

【适应证】

（1）子宫肌瘤合并月经过多或异常出血，甚至导致贫血，或压迫泌尿系统、消化系统、神经系统等出现相关症状。

（2）子宫肌瘤合并不孕。

（3）子宫肌瘤患者准备妊娠时若肌瘤直径 ≥ 4cm 建议剥除。

（4）经术前充分告知后自愿接受，经济条件良好者。

（5）排除明确手术禁忌证。

【禁忌证】

（1）子宫肌瘤生长较快，影像学提示有恶性倾向者。

（2）生殖道或全身感染的急性期。

（3）严重内科疾患，如心、肝、肾功能衰竭的急性期。

（4）严重的凝血功能障碍及血液病。

（5）存在其他不能耐受麻醉及手术的情况。

（6）膈疝患者禁行腹腔镜。

25. 机器人在子宫肌瘤剥除术中的优势

机器人辅助腹腔镜子宫肌瘤剥除术，相对传统腹腔镜手术及开腹手术有很多优势，最主要的优势体现在缝合技术上，其次，在减少微小肌瘤的遗漏、手术出血、术后住院时间及术后盆腔粘

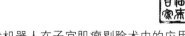

连的发生率方面都有明显的优势。

（1）缝合技术的优势

机器人的"Endo Wrist"结构，使得缝合操作更容易、更简单。机器人能以不同角度在有限空间中对靶器官进行操作，持针器可360°旋转，单纯缝合速度较腹腔镜手术快，持针速度与缝合打结速度也快于传统腹腔镜，对外科医生而言，缝合技术的学习曲线较腹腔镜手术短。另外，机器人手术系统具有独特的深度觉，可以更加直观、清晰辨认血管层次及神经，机械臂的末端灵活度好，机械手较人手小且灵活，可以深入盆腔深部操作，更易达到开腹子宫肌瘤剔除术的缝合要求，术中能清晰分辨子宫内膜，分层次整齐缝合，从而减少宫腔完整性的破坏。这要求术者缝合过程中应仔细分离解剖层次，瘤腔底层、肌层及浆膜层应分别缝合，缝合时必须封闭残腔，防止术后血肿形成。如剔除肌瘤过程中，穿透宫腔，子宫内膜出现撕脱，可用3/0可吸收肠线间断或连续缝合内膜层。

（2）减少微小肌瘤的遗漏

对于多发性子宫肌瘤患者，在直视下可更加清晰的（放大10～15倍）发现肉眼下难以观察到的子宫微小肌瘤、血管走行、肌瘤包膜层次等。Kim回顾性研究了216例机器人子宫肌瘤剔除术，患者肌瘤数目均超过10个，结果显示无一例中转开腹手术，术前MRI评估、术中超声引导可以克服由于缺乏触觉反馈而造成的较小肌瘤遗漏。

（3）减少术中出血

机器人手术的成像系统可以放大 10～15 倍，其高分辨率三维立体成像，图像清晰、扩大了视野角度，术中可以清晰看到微小的毛细血管，且机器人电凝系统可以快速止血，减少术中出血。Barakat 等比较了机器人辅助腹腔镜子宫肌瘤剔除术、传统腹腔镜子宫肌瘤剔除术及开腹子宫肌瘤剔除术三者间的手术及术后临床疗效，结果显示，机器人手术组较开腹手术组和传统腹腔镜手术组出血量少、住院时间短。国内的多个非大样本数据文献也得出机器人子宫剔除手术术中出血较少的结论。

（4）改善妊娠结局

机器人子宫肌瘤剔除手术可以降低术后感染概率，减少患者术后恢复时间，降低术后盆腔粘连的发生率，同时提高术后妊娠率与降低术后流产率。Pitter 等随访 872 例使用了机器人辅助腹腔镜技术行子宫肌瘤剔除术的患者，在 127 例有生育意愿的患者中，107 例在术后（12.9±11.5）个月内成功妊娠（其中 39.4% 使用了辅助生育技术），92 例顺利生产，自然流产率为 18.9%，早产率为 17.4%，在剖腹产分娩的患者中，盆腔粘连的发生率为 11.4%。而相关文献报道的开腹手术及传统腹腔镜手术患者术后妊娠率为 49.2%～63.5%，术后二次手术发现的盆腔粘连发生率约 30%。

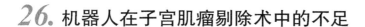

26. 机器人在子宫肌瘤剔除术中的不足

然而，机器人手术也存在一定局限性，例如减少的视野、触觉反馈的丧失、剔除较大的肌瘤比较困难，以及手术时间延长、手术费用昂贵等。

（1）触觉反馈的丧失

相对于开腹子宫肌瘤剔除术来说，达芬奇机器人手术系统最大的不足就是触觉的丧失，位置较深、多发的肌瘤容易遗漏，特别是对于直径小于 3cm 的肌壁间肌瘤，尤其是肌壁间多发性"碎石样"小肌瘤，其次是多发性子宫肌瘤，数目大于 10 个，且位置较深的肌瘤。为避免由于缺乏触觉反馈而造成的较小肌瘤遗漏，术者术前需通过 MRI 全面评估子宫肌瘤大小、数目及位置，同时术中应用超声引导。机器人手术还存在一个不足，在进行缝合或打结时，机器人手术不能感知打结力量，易造成打结过紧，导致组织缺血坏死，也可能引起缝合线的断裂。

（2）视野缩小，剔除较大肌瘤困难

近年来，微创手术理念的逐渐普及，腹腔镜子宫肌瘤剔除术在临床应用日益广泛，既往认为大子宫肌瘤（肌瘤 ≥ 7cm，子宫体积 > 12 孕周）是腹腔镜的禁忌证。随着机器人腹腔镜的运用及医生腔镜操作水平的提高，使其适应证也得以相应放宽。但机器人腹腔镜手术野相对于腹式手术缩小，导致手术难度相对较大，对于较大的肌瘤剔除时需要切碎分次取出。对于子宫体积过大或单个瘤体直径过大，或者极特殊部位的肌瘤，如子宫颈、阔韧带内、近输尿管、膀胱或子宫血管处，更适合于开腹手术，是机器人手术的相对禁忌。

（3）延长手术时间

达芬奇机器人系统的准备工作较为烦琐，相对于传统腹腔镜手术，该系统需要连接机械臂及器械，增加了手术时间。手术时间与术者的熟练程度、团队的配合密切相关，机器人手术的准备工作较多，需要助手与巡回护士的配合，如最初进行达芬奇机器人手术时的系统对接与安装时间较长，随着医护的磨合及对系统的熟悉，术前准备时间逐渐缩短。蔡圣芸等研究表明机器人组建立穿刺孔的时间与腹腔镜手术组相仿，连接机器时间为 10 ～ 30 分钟，前 6 例多超过 25 分钟，操作熟练后，系统安装均在 15 分钟内完成，撤机后经辅助孔完成肌瘤旋切及取出的步骤与传统腹腔镜手术操作完全相同。

（4）不宜用于子宫肉瘤剔除及粉碎

子宫肉瘤在女性生殖系统恶性肿瘤中较少见，子宫肉瘤的临床表现及体征往往缺乏特异性，且没有敏感的肿瘤标志物及有效的影像学检查，难以与子宫肌瘤区分，术前常被误诊为子宫肌瘤。对于较大的子宫肌瘤，机器人腹腔镜手术剔除肌瘤后，往往需借助电动分碎器旋切后才能将其从盆腹腔内取出，但易将恶性肿瘤组织在盆腹腔内粉碎，造成医源性肿瘤的播散和转移，引起严重的后果。无菌塑料袋作为标本袋放入盆腹腔中，将组织标本放入其内并在其内应用碎瘤器进行分碎后取出的新技术最大限度地降低了碎瘤术传播潜在肿瘤风险的机会。当然，此技术并不能完全去除肿瘤播散的风险，仍存在肿瘤播散的可能。因此，术前应尽量明确诊断，对疑子宫肉瘤的患者应慎重选择机器人腹腔镜手术。

（5）手术费用昂贵

由于机器人腹腔镜手术设备昂贵，手术费用较传统腹腔镜及开腹手术都高出许多，并且机器人手术费用并未纳入医保，会给患者带来一定的经济压力。

【手术注意事项】

（1）术前明确诊断，在选择手术方式时应充分考虑到子宫肉瘤的可能性，MRI 对鉴别子宫肌瘤与子宫肉瘤有一定的帮助。若术中发现质地与周围关系不清时，要考虑肉瘤可能，不要予以碎瘤。

（2）使用单极电切方式切开肌壁组织，避免过多电凝止血，电凝过多可能导致术后组织液化、死腔形成，尤其是对有生育要求者。

（3）子宫切口方向的选择应有利于缝合，子宫肌层内环、外纵、中间为交织状，应选择有利于缝合的切口方向，在保证手术顺利前提下尽量减少子宫切口长度。

（4）在进行缝合或打结时，机器人手术没有触觉反馈，不能感知打结力量，易造成打结过紧导致组织缺血坏死，也可能引起缝合线的断裂。但随着手术次数增多和实践经验的积累，触觉反馈已经不是最大的障碍。

（5）子宫切口应对合整齐不留死腔，深部肌瘤或者特殊部位肌瘤分层缝合，尽量避免穿透子宫腔。

（6）避免使用粉碎器，如需使用粉碎器，建议采取比如在标本袋中进行粉碎的技术来尽量减少粉碎器带来的肿瘤组织盆腹腔播散的风险。

【展望】

机器人辅助腹腔镜子宫肌瘤剔除术缝合优势明显，术中创伤小、出血少，术后并发症发生率低，手术更安全，缩短了患者术后恢复时间，提高了手术效率。机器人手术可以大大降低术后盆腔粘连的发生率，同时可以提高术后妊娠率与降低流产率，是有生育要求的患者最理想的治疗方式。由于机器人腹腔镜手术设备昂贵、手术费用高，限制了达芬奇机器人手术在妇科良性子宫肌瘤剔除术中的发展，但其具有明显的优势，随着人民生活水平的提高及技术的发展，该术式将成为子宫肌瘤的优先手术术式。

参考文献

1. Lewis EI，Srouji SS，Gargiulo AR. Robotic single-site myomectomy：initial report and technique. Fertility & Sterility，2015，103（5）：1370-1377.

2. Nam SH，Paek J，Choi C，et al. A comparison between reduced-port robotic

surgery and multiport robot-assisted laparoscopy for myomectomy.Eur J Obstet Gynecol Reprod Biol，2017，213：53-57.

3. Iavazzo C，Mamais I，Gkegkes ID. Robotic assisted vs. laparoscopic and/ or open myomectomy：systematic review and meta-analysis of the clinical evidence. Archives of Gynecology & Obstetrics，2016，294（1）：5-17.

4. 吕东昊，牛晓宇，石钢. 计算机辅助下的腹腔镜手术在妇科的应用进展. 实用妇产科杂志，2010，26（12）：900-902.

5. 周凡，陈香. 达芬奇手术机器人在妇科手术中应用疗效的荟萃分析. 中国医药指南，2015，（6）：7-9.

6. Yohannes P，Rotariu P，Pinto P，et al. Comparison of robotic versus laparoscopic skills：is there a difference in the learning curve?Urology，2002，60（1）：39-45.

7. Talamini M，Campbell K，Stanfield C. Robotic gastrointestinal surgery：early experience and system description.J Laparoendosc Adv Surg Tech A，2002，12（4）：225-232.

8. Pitter MC，Gargiulo AR，Bonaventura LM，et al. Pregnancy outcomes following robot-assisted myomectomy. Human Reproduction，2013，28（1）：99.

9. Barakat E，Bedaiwy M，Falcone T. Innovative roles for surgical robotics in reproductive surgery.Current Womens Health Reviews，2010，6（2）：177-182-.

10. Kang SY，Jeung IC，Chung YJ，et al. Robot-assisted laparoscopic myomectomy for deep intramural myomas. Int J Med Robot，2012，13（2）：doi：10.

11. 蔡圣芸，吕昆明，汪静文，等. 机器人辅助腹腔镜子宫肌瘤剔除术临床分

析 . 中华腔镜外科杂志（电子版），2014，（1）：14-16.

12. Food US. Laparoscopic uterine power morcellation in hysterectomy and myomectomy：FDA Safety Communication. Center for Devices & Radiological Health，2014.

达芬奇手术机器人在盆腔脏器脱垂手术中的应用

盆腔脏器脱垂（pelvic organ prolapse，POP）是一种女性常见的、良性的疾病，其主要发病机制为盆底支持结构缺陷或者退化、损伤及功能障碍，导致患者出现阴道膨出、压力性或排尿功能障碍、排便功能障碍和性生活障碍，给患者的工作、生活及身心健康带来了严重的危害。2017年美国妇产科协会（ACOG）最新公布的POP临床治疗指南中指出，美国的女性有13%存在需要手术处理POP的风险，其发病的年龄峰值在70～79岁，到2050年，美国的POP发病率将会接近50%。在我国，POP患者的数量也呈逐年增长趋势，其中11%～19%的POP患者有手术治疗可能。

对此类疾病的治疗主要为非手术及手术治疗，前者适合症状轻或年老体弱有手术禁忌证的患者，方法简单，主要是持续的功能训练、物理或药物治疗，可以缓解患者的症状，但中止治疗即可能复发。手术治疗能取得相对较好的效果，备受医生推崇和患者青睐。手术治疗的方式有很多种，目前应用较多和有效的是子宫或阴道骶骨固定术。一项系统评价结果显示，相对于阴道前后壁修补和骶棘韧带悬吊术，骶骨阴道固定术具有较高的客观治愈率、较低的术后复发率和性交困难发生率。该手术过去通常由开腹手术完成，近几年相对微创的腹腔镜开始应用于临床，研究证实腹腔镜骶骨阴道固定术（laparoscopic sacrocolpopexy，LSC）术后并发症和再次手术率与开腹手术相似，但是伤口小，出血少，术后疼痛明显减轻，住院时间缩短。LSC 已成为一项成熟的技术，11 项回顾性分析的结果包括 1221 例患者，平均随访 26 个月，平均手术时间为 124 分钟（55 ～ 185 分钟），因手术困难转为开腹手术的概率平均为 3%（0 ～ 11%），随访过程中患者的满意率达到了 92%。由于盆底器官位置隐匿、结构复杂，传统腹腔镜盆底修复手术在狭小的盆腔空间中操作存在很大的局限性，同时由于较多和复杂的缝合动作，使得腹腔镜下该术式存在较长的学习曲线和手术时间，限制其临床应用和推广。Mustafa 等人对 LSC 的学习曲线进行了回顾，分析了一家三级医院 47 例行 LSC 的病历资料，从手术时间、术中出血等方面得出，要掌握 LSC 需要 30 ～ 40 例手术的结论，这一结论得到了 Claerhout 等人的响应。

2004 年，首次报道应用机器人辅助腹腔镜进行骶骨阴道固定术（Robot-assisted sacrocolpopexy，RASC），达芬奇机器人手术系统已经修改并简化了 LSC 过程，增加了腹腔镜下的放大率、三维视觉、7 个维度的自由度和消除生理震颤。这些因素为外科医生提供了一个增强的人体工程学环境，简化了复杂的腹腔镜手术步骤，如缝合和打结，使得骶骨固定术的微创方式变得简单、易行。Akl 等对 80 例穹隆部脱垂进行机器人腹腔镜骶骨阴道固定术，平均手术时间 197.9 分钟，完成 10 例后手术时间即缩短 25.4%。Geller 等回顾性比较分析了 73 例机器人骶骨固定术和 105 例开腹骶骨固定术的短期疗效。术后 6 周采用盆腔器官脱垂定量分期法（POP-Q）评估，发现机器人手术组的疗效好于开腹手术组。同时发现，机器人手术组时间较长、失血量较少、住院时间较短。但是也有学者提出疑问，认为尽管机器人手术缩短了临床医生学习 LSC 的学习周期，提高了手术效率，但并没有提高患者的短期疗效。在两项比较机器人手术和腹腔镜骶骨阴道固定术的随机对照试验中，手术时间、术后疼痛、住院费用等在机器人组中都没有体现出明显的优势。当然，妇科机器人技术还处于发展的阶段，并不成熟，这也会对试验结果造成一定的影响，使得机器人手术有进一步改善的空间。

【适应证】

（1）有症状的穹隆脱垂 POP-Q Ⅱ度以上患者。

（2）POP 术后顶端复发的患者（有症状且 POP-Q ≥ Ⅱ度）。

【禁忌证】

（1）全身状况不良者，尤其是心肺功能障碍难以耐受机器人妇科手术过程中仰卧的截石位，同时陡峭的 Trendelenburg 体位。

（2）外阴炎、阴道炎、盆腔炎者，需控制后手术。

（3）宫颈或宫体等生殖系统恶性病变者。

（4）有生育要求者，建议先采用子宫托等保守治疗。

27. 机器人在子宫或阴道骶骨固定术中的优势

（1）具有普通腹腔镜下骶骨固定术的较低术后不舒适率、并发症少、切口瘢痕小、恢复时间短等重要优点。

（2）允许使用可以移动 7 个自由度的小型仪器，类似人手腕活动，同时避免手术操作中的生理震颤，更加灵活和精准操作，方便腔镜下的补片缝合、打结，尤其是阴道后壁处。

（3）骨盆内结构的三维可视化，方便术中辨认解剖结构，尤其是骶岬前方。

（4）可以让妇科医生距离手术台舒适地坐着，增加医生本身的舒适度，缓解疲劳。

（5）方便交互屏幕的教学。

28. 机器人在子宫或阴道骶骨固定术中的不足

达芬奇手术机器人在子宫或阴道骶骨固定术中主要存在以下不足：

（1）总体手术时间延长。主要是由于机器人手术之前需要移动机器人设备，并将机械臂与穿刺点对接，术前准备时间较普通腹腔镜要长。但是可以通过提高团队的协作能力得到很好地改

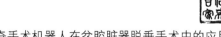

善，尤其是术者熟练后，可以明显地缩短手术时间。

（2）在识别骶骨前纵韧带和与补片缝合的过程中，机械臂缺少触觉，难以把握缝合的深度和打结的力度，需要一定的学习曲线。

（3）患者一般年龄偏大或者肥胖，需要术前很好的评估能否耐受这种体位的手术和延长的手术时间。

（4）成本较高。由于达芬奇机器人设备的昂贵，使得每台手术的成本明显高于开腹手术和腹腔镜手术。这些情况可以通过同患者沟通手术并发症、术后恢复情况和治疗效果适当解决。

（5）使用网片后，同样存在开腹或者腹腔镜手术网片暴露带来的不典型临床表现。突出的是点滴出血、阴道流血、阴道分泌物增多、性交不适或疼痛等。术前必须同患者及家属很好的沟通并签字。那些网片暴露的患者，没有典型的临床表现不需要干预，移除网片的过程更可能引起不良的后果和问题，除非是能获得明确的有益的治疗效果才能施行。

【手术注意事项】

（1）术前充分的肠道准备和正确体位，有助于更好地暴露前骶骨。

（2）分离阴道壁和膀胱壁、膀胱壁与宫颈、直肠与阴道壁时注意解剖层次，层次清楚分离应无困难，且出血较少。由于机器人机械臂缺少触觉，分离时应发挥视觉上的优势，弥补这种触觉上的缺失。

（3）阴道前后壁分离多少，应视术前评估的阴道前后壁的脱垂程度，脱垂越严重，分离越多，补片缝合越长。

（4）腹膜的分离，尽可能沿右输尿管内侧走形分离，有助于减少引起输尿管扩张、损伤的并发症。

（5）术后创面的腹膜化，减少术后腹腔内的网片暴露。

（6）Y 型补片的阴道前后部缝合、固定，可使用 2-0 可吸收线缝合，缝线尽量不穿透阴道壁，打结过程注意机械臂控制下的力度和松紧。补片长度、宽度适中，补片不折叠，缝合平整。

【展望】

目前，对疾病的疗效评价已从治疗疾病转向患者对手术的期待值及生活质量的要求，这对医生选择手术方式和治疗方案有指导意义。盆底重建手术选择机器人手术可以做到手术更加的微创化、个体化、人性化和安全、有效，有利于患者术中耐受、术后恢复和生活质量的提高，同时改善手术医生的舒适度。随着机器人手术系统在临床的广泛应用和不断改进，以及手术医生经验的积累和总结，相信机器人手术将逐步克服目前存在的总体手术时间长、缺少触觉、费用昂贵等不足，以其独特优势在治疗子宫脱垂等妇科手术领域占据重要地位。

参考文献

1. Committee on Practice Bulletins-Gynecology, American Urogynecologic

Society. Practice Bulletin No. 185：Pelvic organ prolapse. Obstet Gynecol，2017，130（5）：e234-e250.

2. Luber KM，Boero S，Choe JY.The demographics of pelvic floor disorders：current observations and future projections. Am J Obstet Gynecol，2001，184（7）：1496-1501.

3. Maher C，Feiner B，Baessler K，et al.Surgical management of pelvic organ prolapse in women. Cochrane Database Syst Rev，2013，30（4）：CD004014.

4. Lee RK，Mottrie A，Payne CK. A review of the current status of laparoscopic and robot-assisted sacrocolpopexy for pelvic organ prolapse. Eur Urol，2014，65（6）：1128-1137.

5. Mustafa S，Amit A，Filmar S，et al.Implementation of laparoscopic sacrocolpopexy：establishment of a learning curve and short-term outcomes. Arch Gynecol Obstet，2012，286（4）：983-988.

6. Akl MN，Long JB，Giles DL，et al.Robotic-assisted sacrocolpopexy：technique and learning curve. Surg Endosc，2009，23（10）：2390-2394.

7. Geller EJ，Siddiqui NY，Wu JM，et al.Short-term outcomes of robotic sacrocolpopexy compared with abdominal sacrocolpopexy. Obstet Gynecol，2008，112（6）：1201-1206.

8. Lim PC，Kang E. How to prepare the patient for robotic surgery：before and during the operation. Best Pract Res Clin Obstet Gynaecol，2017，45：32-47.

9. Committee Opinion No. 694：Management of Mesh and Graft Complications in Gynecologic Surgery. Obstet Gynecol，2017，129（4）：e102-e108.

达芬奇手术机器人在深部浸润子宫内膜异位症手术中的应用

　　子宫内膜异位症（简称内异症）是指人体子宫内膜组织生长于子宫腔以外的部位，是常见的妇科疾病之一。据统计，约有10%的育龄期妇女受其影响。子宫内膜异位症是一种良性疾病，但其生物学行为却类似某些恶性肿瘤，常以深部浸润的形式侵犯其他器官和组织，包括子宫骶骨韧带、阴道直肠膈、阴道、直肠、膀胱和输尿管等，当异位的子宫内膜穿过腹膜入侵的深度达到5mm以上时即为深部浸润型子宫内膜异位症（deep infiltrating endometriosis，DIE）。

　　现今，以腹腔镜为代表的微创手术被认为是治疗DIE的金标准。但对于DIE，无论手术者技术如何精湛，腹腔镜手术仍存在特定的局限性。DIE病灶位置深，盆腔粘连重，特别是累及结肠、直肠、膀胱、输尿管等重要器官时，腹腔镜手术自由度局限、缺乏触感、术者体位不适、视野缺乏立体感、易损伤周围脏

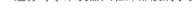

器，手术效果常常不能令人满意。

2000 年达芬奇机器人手术系统被美国食品药品管理局批准使用，达芬奇机器人在医疗领域逐步发展，已经有很多医学工作者开始尝试在 DIE 手术中应用。机器人辅助腹腔镜（robotic assisted laparoscopy，RAL）作为新一代微创手术设备，不仅拥有灵活智能的机械臂，还可提供流畅、稳定的全景三维成像，成功弥补了腹腔镜手术的不足。RAL 的这些优势在多数复杂手术中显得尤为重要，特别适用于直肠或泌尿系子宫内膜异位症的治疗，相较于标准腹腔镜术，可能提高手术性能，减少围手术期并发症和降低中转开腹手术风险。因此，妇科手术中 DIE 可能是 RAL 的一个最佳适应证。

【适应证】

（1）疼痛症状、药物治疗无效。

（2）合并卵巢子宫内膜异位囊肿和（或）不孕。

（3）侵犯肠道、输尿管等器官致梗阻或功能障碍，年轻需要保留生育功能的患者，以保守性病灶清除术为主，保留子宫双附件，对年龄大、无生育要求，或病情重特别是复发的患者，可以采取子宫切除或子宫双附件切除术。

【禁忌证】

（1）未行肠道准备。

（2）重度子宫内膜异位症，无法接受肠道、膀胱损伤风险。

（3）无普外科、泌外科手术支持者。

（4）盆腹腔严重粘连。

（5）严重合并症无法耐受手术。

29. 机器人在深部浸润子宫内膜异位症手术中的优势

虽然腹腔镜手术是治疗子宫内膜异位症的标准手术方式，但是对于 DIE 由于其侵及范围广，周围器官、组织受累概率较大，单纯采用腹腔镜进行手术，难度也比较大。近年来，随着达芬奇机器人手术系统在医疗领域的发展，已经有很多医学工作者开始尝试在 DIE 手术中应用，获得了良好的效果，其优势如下：

（1）达芬奇机器人手术在累及肠道及泌尿系统 DIE 手术中有独特优势。

DIE 病灶位置深，特别是累及结肠、直肠、膀胱、输尿管等重要器官时，手术难度大，并发症高，术后效果欠满意。研究表明，在 DIE 中，机器人辅助腹腔镜不仅拥有灵活智能的机械臂，还可提供流畅、稳定的全景三维成像，成功弥补了腹腔镜手术自由度局限、操作过程缺乏触觉、术者体位不适、视野缺乏立体感等方面的不足。机器人手术的这些优势在多数复杂手术中显得尤为重要，特别适用于直肠或泌尿系子宫内膜异位症的治疗。Morell 等对 10 例达芬奇机器人手术治疗深部子宫内膜异位症，特别是累及肠道或膀胱的患者术后功能恢复进行随访，认为此类手术因其需要广泛的解剖和适当的解剖重建，RAL 因其灵活智能的机械臂，流畅、稳定的全景三维成像，弥补了普通腹腔镜的不足，有低风险的并发症，且能保持术后良好的泌尿、肠道功能及性健康。此外，Chammas 等用达芬奇手术机器人成功切除 1 例子宫内膜异位到膀胱患者的病灶，手术耗时 197 分钟，失血量 100ml，术后未见并发症。Araujo 等报道了 1 例病变浸润阴道后穹隆，浸润延伸至直肠浆膜层的 DIE 手术，术中行阴道后壁病灶全层碟形切除术，保留下腹下丛的双侧子宫骶骨韧带病灶切除及直肠前壁病变切除术，术中、术后无并发症发生，术后疼痛症状明显改善。以上研究表明，RAL 尤其对涉及膀胱、阴道、部分肠管切除的深部浸润型子宫内异症手术是安全有效的，其良好的 3D 视觉技术、灵活的手臂可提高手术性能，减少围手术期并发症和降低中转开腹手术风险。

（2）有独特的荧光定位模式

传统腹腔镜手术因缺乏触觉，导致 DIE 病灶无法一次切除干净，易复发，手术效果不理想。RAL 可利用其荧光模式的独特优势，发现纤维血管组织周围的血管岛，对可能存在 DIE 病灶的腹膜纤维化区域进行准确诊断和精确切割。具体原理为：先向可疑病变区域血管内注射示踪染料吲哚菁绿，利用该染料与血浆蛋白紧密结合、局限于血管系统且在 800nm 处存在最大吸收峰的特点，通过红外成像系统进行显像。Lue 等个例报道一位 27 岁患者，有慢性盆腔痛病史，3 年间曾放置宫内节育器、皮下注射亮丙瑞林、口服避孕药治疗及接受过 2 次腹腔镜探查术，但疼痛症状并未缓解，反而逐渐加重。结合患者意愿，充分评估病情决定行机器人手术，并使用了机器人手术的荧光模式。术中发现，在使用普通模式时并没有发现盆腔内异症病灶，结合患者主诉在可疑病变部位注入吲哚菁绿并将机器调成荧光模式。此时，在可疑病灶处出现了绿色血管结构，术中予以切除，术后病理也证实确为内异症病灶。该患者术后共给予亮丙瑞林 11.75mg 皮下注射，并且在术后 3 个月的随访中疼痛症状得到了很好的改善。

（3）术中出血少、住院时间短、中转开腹率低及并发症少

小样本研究报道及回顾性研究证明，机器人辅助腹腔镜在期别较晚及深部浸润型子宫内膜异位症中，有术中出血少、缩短住院时间、中转开腹率低、并发症少等优势。Ercoli 等报道了 22 例行 RAL 治疗的肠道 DIE 患者，并首次对 RAL 在治疗肠道 DIE 的可行性、短期疗效及术后并发症方面进行了相关统计研究。与 Ruffo 等所行的传统腹腔镜手术相比，RAL 可以安全、完整地去除结肠、直肠 DIE，中转开腹率（0 *vs.* 3.2%）、平均手术时间（370min *vs.* 320min）及平均住院天数（8 天 *vs.* 9 天）无明显差异（$P > 0.05$），平均出血量（100ml *vs.* 250ml）和输血率（0 *vs.* 13.7%）较低，在术后并发症方面，传统腹腔镜手术组早、晚期术后并发症发生率分别为 10.7% 和 3.7%，而 RAL 手术组中仅有 1 例患者在术后 14 天出现小肠梗阻，未发生其他明显的术后并发症。Gabriele 等对 43 例深部浸润型子宫内膜异位症行达

芬奇机器人手术进行了数据分析，其手术并发症少，中转开腹率低，是安全可行的手术方式。分析原因为RAL相较于标准腹腔镜术，可提高手术性能，减少围手术期并发症和降低中转开腹手术风险。

（4）解放主刀医生，突破人体极限

DIE，特别是累及肠道、膀胱及输尿管的DIE，需要广泛的解剖和适当的解剖重建，手术难度大，范围广，操作时间长，手术医生易疲劳，影响手术效果，易出现并发症，且长时间手术可损害主刀医生肩颈部，造成慢性劳损。RAL手术中，主刀医生坐姿舒适，上肢可自然放置于操作台上，解放了主刀手术医生，长时间手术不易疲劳，且中途可停止操作，适当休息，保证手术的效果，减少手术并发症的发生率。因此，RAL在难治性多器官受累的DIE中得到了广泛应用。

（5）第三操作臂的应用，增加术者自主性

普通腹腔镜DIE手术难度大，解剖复杂，操作空间狭小，手术视野难以暴露。而机器人手术系统除常用的两个操作臂外，还可以增加第三个操作臂，在DIE手术中有其独特的优势。第三个操作臂的灵活运用，能增加术者的自主性，更好地暴露视野，减少了手术助手的人员需求，最大限度地发挥了机器人腹腔镜的微创、安全、并发症低的特点。

30. 机器人在深部浸润子宫内膜异位症手术中的不足

除上述小样本报道对机器人的优势做出肯定外，相对传统腹腔镜手术，机器人辅助腹腔镜手术时间较长，分析原因可能与机器人腹腔镜手术开展时间短，手术配合特别是机械臂摆臂时间长，术者手术技巧不如传统腹腔镜娴熟，机器人手术术者缺乏触感等有关。相信随着机器人技术的广泛开展，术者手术技巧的不断提高，荧光定位技术的应用，RAL 手术效果必将优于传统腹腔镜。另外，机器人手术因其研发成本导致费用较传统腹腔镜高，在一定程度上限制了其广泛开展。

【手术注意事项】

（1）术前准备要充分：术前抽血查 CA125、盆腔 B 超、盆腔 MRI，必要时完善肠镜及膀胱输尿管镜检查。估计盆腔粘连严重者，术前 2～3 天开始进行肠道准备，术前清洁灌肠。术前谈话告知相关脏器损伤风险，如不能接受风险，不可手术。如有肠道、泌尿系受累，应普外科、泌尿外科医生会诊，必要时同台手术。如可疑输尿管受累，可术前留置输尿管 DJ 管。

（2）术中要结合直肠、阴道触诊检查，确定病灶的位置，再仔细解剖并尽可能地将病灶切除干净。手术通常需要游离直肠、阴道、输尿管等脏器，有时甚至需要切除部分直肠壁或阴道壁以去除病灶，浆膜的缺损面通过间断缝合关闭。在完成操作后，要检查直肠壁的完整性，可在子宫直肠陷凹（Douglas 窝）内注入生理盐水，在直肠内注入 100ml 空气或美兰。如 DIE 侵及侧盆壁，应注意输尿管损伤的可能，可在静脉注入亚甲蓝或靛胭脂后行膀胱镜检查。

（3）如内异症病灶累及广泛，视野难以暴露，可以增加第三臂的应用，能够充分暴露视野，便于恢复正常解剖，减少手术并发症的发生。

【展望】

近年来，年轻子宫内膜异位症患者的比例呈逐年上升趋势，而术中发现 DIE 侵犯结肠、直肠和输尿管、膀胱的概率也不断增加，在保证治疗效果的前提下进行提高生存质量的手术可能是将来治疗子宫内膜异位症的趋势。传统腹腔镜手术是子宫内膜异位症特别是深部浸润型子宫内膜异位症治疗的金标准。多学科联合可完成复杂多脏器受累的手术治疗。机器人辅助腹腔镜手术因有 3D 视觉技术、排除震颤、节省术者体力、较好的手术效果等优势而得到大家的青睐，为复杂难治性子宫内膜异位症的治疗带来了希望，为今后的精准外科提供了设备保障，但其安全性和有效性有待于更大范围、更高层面的临床试验研究。

参考文献

1. Sussfeld J, Segaert A, Rubod C, et al. Role of robotic surgery in the management of deep infiltrating endometriosis . Minerva Ginecol, 2016, 68 (1): 49-54.

2. Siesto G, Ieda N, Rosati R, et al.Robotic surgery for deep endometriosis: a paradigm shift. Int J Med Robotics Comput Assist Surg, 2014, 10 (2): 140-146.

3. Morelli L, Perutelli A, Palmeri M, et al. Robot -assisted surgery for the radical treatment of deep infiltrating endometriosis with colorectal involvement: short- and mid-term surgical and functional outcomes. Int J Colorectal Dis, 2016, 31 (3): 643-652.

4. Araujo SE, Seid VE, Marques RM, et al. Advantages of the robotic approach to deep infiltrating rectal endometriosis: because less is more. J Robot Surg, 2016, 10 (2): 165-169.

5. Guan X, Nguyen MT, Walsh TM, et al. Robotic single–site endometriosis resection using firefly technology. J Minim Invasive Gynecol, 2016, 23 (1): 10-11.

6. Chammas MF, Kim FJ, Barbarino A, et al.Asymptomatic rectal and bladder endometriosis: a case for robotic-assisted surgery.Can J Urol, 2008, 15 (3): 4097-4100.

7. Collinet P, Leguevaque P, Neme RM, et al.Robot-assisted laparoscopy for deep infiltrating endometriosis: international multicentric retrospective study.Surg Endosc, 2014, 28 (8): 2474-2479.

8. Nezhat C, Lewis M, Kotikela S, et al. Robotic versus standard laparoscopy for the treatment of endometriosis. Fertil Steril, 2010, 94 (7): 2758-2760.

9. Bogani G，Cliby WA，Aletti GD.Impact of morcellation on survival outcomes of patients with unexpected uterine leio-myosarcoma：A systematic review and meta-analysis.Gynecol Oncol，2015，137（1）：167-172.

10. George S，Barysauskas C，Serrano C，et al．Retrospective cohort study evaluating the impact of intraperitoneal morcellation on outcomes of localized uterine leiomyosarcoma.Cancer，2014，120（20）：3154-3158.

11. Ehdaivand S，Simon RA，Sung CJ，et al．Incidental gynecologic neoplasms in morcellated uterine specimens：a case series with follow-up .Hum Pathol，2014，45（11）：2311-2317.

12. Liu FW，Galvan-Turner VB，Pfaendler KS，et al．A critical assessment of morcellation and its impact on gynecologic surgery and the limitations of the existing literature .Am J Obstet Gynecol，2015，212（6）：717-724.

达芬奇手术机器人在输卵管吻合术中的应用

女性绝育术是全世界最常用的避孕方法之一。在美国，超过30%的夫妇选择输卵管结扎手术进行避孕。而在中国，自20世纪80年代计划生育成为我国基本国策开始，妇女采用的绝育措施中，经腹小切口输卵管结扎术绝育占90%。但是每年都有一部分妇女因为家庭子女夭折、再婚、生育政策调整等情况，希望恢复生育能力，比率高达20%～30%。甚至有人在输卵管结扎术术后，就立即后悔选择该手术。

输卵管结扎术后恢复生育能力的选择只有通过体外受精－胚胎移植技术（IVF-ET）或输卵管吻合手术（tubal anastomosis, TA），后者又称为输卵管结扎术后逆转（tubal ligation reversal, TLR）。2015年Messinger等人通过决策树模型的方式，从文献中回顾性分析和评估了输卵管结扎术后通过TA或者IVF-ET恢复生育能力的成本和效用比较。发现在不同年龄组（＜35岁、

35～40 岁、＞40 岁）的女性中，每次持续妊娠（持续妊娠是指妊娠超过 20 周或者已经活产的妊娠，排除了异位妊娠和自然流产）的成本 TA 组分别是 16 315 美元、23 914 美元和 218 742 美元，而 IVF-ET 组分别是 32 814 美元、45 839 美元和 111 445 美元。TA 组中不同年龄组的持续妊娠率分别为 63%、44% 和 5%，而 IVF-ET 组中不同年龄组的持续妊娠率分别为 40%、28% 和 10%。为此认为对于大多数小于 40 岁的女性来说，输卵管吻合术是最具成本效益的方式，而对于年龄超过 40 岁的女性来说，IVF-ET 则更具成本效益，其他多项研究也报道输卵管吻合术患者年龄倾向于选择 40 岁以内的。输卵管吻合术后累积妊娠率明显高于 IVF-ET 组，即使在年龄超过 40 岁的妇女中也是这样。IVF-ET 不仅昂贵、耗时，并且有多胎妊娠和卵巢过度刺激综合征等风险。Boeckxstaens 也通过回顾性研究发现年龄＜37 岁组，TA 组的累积妊娠率明显高于 IVF-ET 组，而成本仅为后者的一半。因此，输卵管吻合术是输卵管结扎术后恢复再生育能力，并促进家庭和谐幸福的重要手段。

输卵管吻合术目前国内开展最广泛的是开腹手术，部分三级医院可以开展腹腔镜下输卵管吻合术。开腹手术中组织暴露可导致内脏组织水分丢失过多、引入异物；术中暴露的盆腔和肠组织须回纳盆腔，会导致新的粘连形成。此外，开腹手术切口有限，不能直接到达卵巢、输卵管及子宫后方分离粘连或处理其他病变，当遇到子宫直肠窝封闭及重度盆腔侧壁子宫内膜异位症等困难情况时，开腹手术往往不能同时处理。腹腔镜下输卵管吻合术具有术后恢复快、并发症少、切口瘢痕小、恢复时间短等重要优点，且吻合成功率及术后妊娠率与开腹手术相当或更高，有更广阔的应用空间。但是，由于腹腔镜下的输卵管吻合较普通的妇科腹腔镜手术有更严格的要求，在二维的视觉下需要克服震颤来进行术中的分离和精细缝合，腹腔镜下没有相对应的微型器械，术中普通器械使用 5/0、7/0 等极细的缝针就好比"铁棒磨成针"的过程，需要经历"千锤百炼"，难度大又耗时，术者操作也辛苦，这就制约了腹腔镜下 TA 的开展，认为"只有那些在腹腔镜缝合手术和常规的输卵管显微手术中进行了大量训练的妇科医生才会尝试这个手术"，仅少数的经过大量严格腹腔镜显微手术训练的专家和医院可以开展。

机器人辅助腹腔镜下的输卵管吻合手术（TLR）可以克服这种问题，它还提供了一个三维的操作视野（而不是传统腹腔镜的二维），放大倍数更大。它允许使用可以移动 7 个自由度的小型仪器（和人类的手腕相同，而腹腔镜检查只有 4 度），即使使用器械进行 7/0 缝线缝合、打结等精细操作也变得简单。此外，机器人系统会抑制手术操作中的生理震颤。同时，在使用远程控制的机器人手术操作过程中，可以让妇科医生距离手术台舒适地坐着，这些促进了机器人辅助腹腔镜手术的顺利进行。

现在国内机器人辅助腹腔镜下输卵管吻合手术已经有极少的医院在开展，如空军军医大学（第四军医大学）西京医院及中南大学湘雅三医院，但是仅陈必良教授报道了 3 例病例，数量和经验有待进一步积累。国外发表的有关机器人辅助 TLR 的文章也比较少，第一个完全机器人辅助的 TLR 是在 1997 年由 Falcone 利用宙斯机器人完成的。10 例手术均获得成功，且术后无并发症发生，平均手术时间（159±33.8）分钟。术后 6 周的输卵管照影显示 19 根输卵管中 17 根通畅，提示 89% 的输卵管吻合成功。Degueldre 则于 2000 年第一个报道使用达芬奇机器人辅助完成 TLR 手术，8 例患者术后均获得成功，并证实输卵管通畅，每侧输卵管的平均手术治疗时间为 52 分钟。Caillet 随访了 97 例使用机器人辅助 TLR 的患者，术后总的妊娠率和分娩率分别为 71% 和 62%，其中年龄＜ 35 岁组的妊娠率和分娩率高达 91% 和 88%。对于 TLR 的机器人手术已经被提倡在传统的开腹术和腹腔镜之间架起一个桥梁，是输卵管吻合的一种有效手段，但是需要进一步的研究来评估这一过程的风险、收益和成本效益。

【适应证】

（1）输卵管结扎术后需要恢复生育能力者。

（2）除输卵管结扎外，无其他不孕症情况，无妊娠禁忌证。

【禁忌证】

（1）年龄超过 40 岁，其生殖能力下降，建议选择辅助生殖技术。

（2）双侧输卵管长度小于 4cm 以上。

（3）严重的输卵管 - 卵巢粘连，或者子宫内膜异位症Ⅲ期、Ⅳ期的患者。

（4）盆腔结核、盆腔炎性疾病后遗症导致输卵管积水的患者。

（5）卵巢功能不良，无正常排卵者。

（6）既往行输卵管成形、输卵管妊娠保守手术等输卵管手术者。

（7）男方精液中重度异常者。

（8）患有其他疾病难以耐受腹腔镜手术者。

31. 机器人在输卵管吻合术中的优势

（1）具有普通腹腔镜下输卵管吻合术的较低术后不舒适率、并发症少、切口瘢痕小、恢复时间短等重要优点，且吻合成功率及术后妊娠率均高于开腹手术。

（2）如发现子宫肌瘤、子宫内膜异位症等情况，可以立即处理，减少不孕的相关致病因素，提高了患者术后的妊娠率。

（3）较普通腹腔镜提供了一个三维的操作视野，放大倍数大于传统腹腔镜。

（4）允许使用可以移动 7 个自由度的小型仪器，类似人手腕活动，同时避免手术操作中的生理震颤，更加灵活和精准操作，使得腔镜下的 7/0 缝线缝合、打结等动作变得简单。

（5）在使用远程控制的机器人手术操作过程中，可以让妇科医生距离手术台舒适地坐着，解放妇科医生双手的同时，解放手脚，增加医生本身的舒适度，使得输卵管吻合手术的微创方式既方便患者也方便手术者。

32. 机器人在输卵管吻合术中的不足

（1）总体手术时间延长。虽然镜下单侧输卵管的操作时间不长，但由于机器人手术之前需要移动机器人设备，并将机械臂与穿刺点对接，术前准备时间较普通腹腔镜要长，但这可以通过提高团队的协作能力得到很好的改善。

（2）成本较高。由于达芬奇机器人设备的昂贵，使得每台手术的成本明显高于开腹手术和腹腔镜手术，这些情况可以通过同患者沟通手术并发症发生、术后恢复情况和治疗效果适当解决。

【手术注意事项】

（1）手术尽量操作轻柔，切忌机械臂撕拉，以免损伤出血时反复电凝止血，影响输卵管黏膜，甚至损伤系膜内的血管，影响吻合部位的血供。减少创面，减少新的粘连形成。

（2）使用剪刀锐性剪开输卵管结扎部位瘢痕组织，尽量的分离浆膜层，保留尽可能多的浆膜层组织，注意减少出血。

（3）正确处理输卵管瘢痕组织及保留输卵管正常长度。剔除瘢痕组织，见到正常管腔黏膜即止，尽量保留输卵管的总长度不应小于4cm。注意输卵管吻合部位不同，输卵管管腔不能相差太大，具体处理同开腹吻合术的选择。

（4）缝线不穿透输卵管黏膜层，第1针一般缝合两断端6点处（即系膜缘），浆膜面进针，浆膜面出针，将结留在浆膜面。注意打结的力度，缝线较细容易断裂，打结不可过紧或过松，输卵管吻合平整，不扭曲。

（5）输卵管浆膜面切口应与输卵管长轴呈垂直方向，以免缝合后的瘢痕使输卵管受压而影响管腔通畅及蠕动。输卵管浆膜面尽量缝合，如缺损过多，不必勉强缝合，以免输卵管扭曲，表面可覆盖防粘连物。

【展望】

随着国家"二胎政策"的放开，以及家庭子女夭折、再婚等情况，越来越多做过输卵管结扎的女性希望恢复生育能力。输卵管吻合手术又称为输卵管结扎术后逆转，为这些患者提供了办法和希望。机器人辅助腹腔镜下的输卵管吻合术克服了开腹手术和传统腹腔镜手术的一系列缺点，具有术后妊娠率高、不舒适率低、并发症少、切口瘢痕小、恢复时间短等优势，即使增加了手术总体时间和成本，但是随着机器人手术的推广和医保政策的调整，会有更广阔的应用空间，并给患者和术者带来福利。

参考文献

1. Göçmen A，Sanlıkan F，Uçar MG. Robot-assisted tubal reanastomosis：initial experience in a single institution. Taiwan J Obstet Gynecol，2013，52（1）：77-80.

2. Fritz M，Speroff L. Clinical gynecologic endocrinology and infertility. 8th ed.Philadelphia：Lippincott Williams & Wilkins，2010.

3. 朱其发 . 输卵管结扎术后输卵管吻合的疗效因素的分析 . 实用妇科内分泌杂志（电子版），2016，3（11）：27-29.

4. Practice Committee of the American Society for Reproductive Medicine.Role of tubal surgery in the era of assisted reproductive technology：a committee opinion. Fertil Steril，2015，103（6）：e37-43.

5. Messinger LB，Alford CE，Csokmay JM，et al.Cost and efficacy comparison of in vitro fertilization and tubal anastomosis for women after tubal ligation. Fertil Steril，2015，104（1）：32-8.e4.

6. Caillet M，Vandromme J，Rozenberg S，et al. Robotically assisted laparoscopic microsurgical tubal reanastomosis：a retrospective study. Fertil Steril，2010，94（5）：1844-1847.

7. Gordts S，Campo R，Puttemans P，et al. Clinical factors determining pregnancy outcome after microsurgical tubal reanastomosis. Fertil Steril，2009，92（4）：1198-202.

8. Boeckxstaens A，Devroey P，Collins J，et al.Getting pregnant after tubal sterilization：surgical reversal or IVF?Hum Reprod，2007，22（10）：2660-2664.

9. 程冉，孟维杰，谭世桥 . 腹腔镜与开腹手术行输卵管吻合的随机临床对照

研究 . 四川大学学报（医学版），2012，43（3）：481-482.

10. Falcone T，Goldberg JM，Margossian H，et al. Robotic-assisted laparoscopic microsurgical tubal anastomosis：a human pilot study. Fertil Steril，2000，73（5）：1040-1042.

11. Degueldre M，Vandromme J，Huong PT，et al. Robotically assisted laparoscopic microsurgical tubal reanastomosis：a feasibility study. Fertil Steril，2000，74（5）：1020-1023.

12. Caillet M，Vandromme J，Rozenberg S，et al. Robotically assisted laparoscopic microsurgical tubal reanastomosis：a retrospective study.Fertil Steril，2010，94（5）：1844-1847.

13. Dharia Patel SP，Steinkampf MP，Whitten SJ，et al.Robotic tubal anastomosis：surgical technique and cost effectiveness.Fertil Steril，2008，90（4）：1175-1179.

14. 王泽华，童晓文 . 现代妇产科手术学 . 北京：第二军医大学出版社，2008：181.

达芬奇手术机器人辅助单孔腹腔镜手术

　　近 30 年是妇科腹腔镜手术技术蓬勃发展的时代。腔镜技术的发展给全世界的患者带来了巨大的福音，在不影响手术治疗效果的前提下，对于美的追求使得腔镜在原来多孔的基础上发展到现在的单孔腹腔镜手术技术。普遍认为，单孔腹腔镜手术是通往并掌握未来自然腔道内镜手术（natural orifice tran sluminal endoscopic surgery，NOTES）的必经桥梁，2008 年被国际规范命名为单孔腹腔镜手术（laparoendoscopic single site surgery，LESS）。2010 年，传统单孔腹腔镜子宫切除术开始流行，单孔腹腔镜手术的脐部切口长约 15 ～ 30mm，利用脐部的天然皮肤皱褶隐藏手术切口瘢痕，达到令患者满意的美容效果和无瘢痕的手术目的。然而，传统单孔腹腔镜手术仍极具挑战性，由于器械与腔镜平行进出，丧失常规手术的操作三角，手术者在操作时会出现器械相互干扰的情况；手术器械的左右换位，操作者视觉和双手之间会出现不协调性，单孔腹腔镜逐渐被冷却。

在传统单孔腹腔镜手术接近技术瓶颈时，机器人手术应运而生。机器人单孔腹腔镜手术（robotic-laparoendoscopic single site surgery，R-LESS）重新让单孔手术又回到了原始的操作三角，凭借特定的机器人单孔手术软件的转换，操作者克服了左右手互换所致的操作不协调，降低手术操作难度，使复杂的手术在单孔机器人腹腔镜下得以顺利实施。

2009 年，Escobar 等报道了第一台妇科机器人单孔腹腔镜手术，发现影响手术操作的一些因素，包括外部器械臂的拥挤、难以形成有效的手术三角及维持气腹。2013 年，机器人单孔腹腔镜手术特殊器械的产生解决了大部分问题，包括特殊设计的脐部端口（port），在没有穿刺套管的情况下仍然能维持不漏气，port 上有 4 个通道，分别置入直径 8.5mm 的标准机器人三维高清镜体，直径 5mm 腹腔镜辅助 port 及两个弧形弯曲的 trocar，半软可弯曲器械通过这两个弧形弯曲的 trocar 进入腹腔到达对侧，重新建立手术三角。在机器人单孔腹腔镜手术的配件中，除持针器外，目前大部分手术器械不具备机械腕（EndoWrist）功能。手术能量器械包括单极电钩和双极电凝抓钳，另外，还有用于切割的 CO_2 激光纤维。2013 年 3 月，美国食品及医药管理局批准了达芬奇机器人用于单孔子宫全切和卵巢切除手术。文献相继报道了机器人辅助单孔腹腔镜下子宫肌瘤剔除术、子宫内膜癌盆腔淋巴结清扫术。目前，在妇科领域 R-LESS 位于微创技术的前沿，随着手术器械的不断改进，该技术的手术病种范围也在不断扩大，为 LESS 提供了另一种可靠的替代途径。

【适应证】

（1）妇科良性疾病手术

①附件区肿块，包括单侧或双侧卵巢良性肿瘤剔除术、附件切除术、输卵管系膜囊肿切除术等。

②子宫内膜异位症病灶的电凝或切除。

③异位妊娠早期诊断同时行保守性或根治性手术（输卵管开窗术、输卵管切除术等）。

④不孕症在诊断病因的同时行盆腔粘连分解及输卵管整形术、输卵管切断术。

⑤生殖助孕方面，包括多囊卵巢穿刺、打孔术、取卵术等。

⑥子宫肌瘤剔除术和子宫切除术。

（2）妇科恶性肿瘤手术

①盆腔和（或）腹主动脉旁淋巴结活检或清扫术。

②子宫内膜癌分期术。

③广泛性子宫切除术。

（3）盆腔粘连分解术。

（4）盆腔器官脱垂手术，阴道骶骨固定术。

（5）生殖道畸形手术，人工阴道成形术。

（6）妇科手术联合其他外科手术，胆囊切除联合子宫或附件手术。

【禁忌证】

(1) 严重盆腹腔粘连者。

(2) 腹部疝患者。

(3) 附件良性手术中，卵巢囊肿破裂、扭转、出血等急腹症表现者不宜进行。

(4) 肿瘤已发生转移或者扩散者。

(5) 身体状况不能耐受麻醉者、凝血功能障碍者、腹腔严重感染者、脐部发育异常者。

(6) 脐部手术史，怀疑脐部周围有粘连的患者。

(7) 子宫肌瘤多于 3 个，肌瘤直径大于 5cm 合并贫血的患者，子宫体积过大者。

33. 机器人辅助单孔腹腔镜手术的优势

机器人辅助单孔腹腔镜手术具有所有传统 LESS 手术的优点，如减轻术后疼痛、隐蔽瘢痕，使创口更美观，提高患者满意度，缩短住院时间，并减少辅助 trocar 带来的并发症（如腹部血管及腹腔脏器的损伤等），此外，相比于传统 LESS，还有以下方面的优势。

(1) 三维立体成像、卓越的图像处理系统使术野清晰及立体化。机器人单孔腹腔镜具有三维立体成像、卓越的图像处理系统，达到真实 3D 立体效果，且不需要术者佩戴 3D 眼镜，通过固定目镜即可直接形成立体画面，放大 10～15 倍，使操作视野

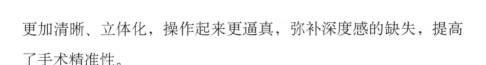

更加清晰、立体化，操作起来更逼真，弥补深度感的缺失，提高了手术精准性。

（2）明显减少了器械的碰撞，降低术者及床边助手的难度。由于术者不在患者床边操作，也不需固定人手扶镜，没有传统 LESS 手术中器械及人员的拥挤感觉，降低了术者及床边助手的难度。术者操作位置舒适，优越的人体工程学设计，减少了手术医生的肌肉疲劳及差错概率，增加了手术的安全性，有利于开展复杂的手术。

（3）具有抖动过滤的功能，特殊的手术器械提高了操作的精确度和灵巧性。单孔机器人机械手更稳定，过滤了人手的细微抖动。在应用 R-LESS 缝合时，因持针器具有 EndoWrist 的功能，形成了更接近多孔手术时的手术三角，使缝合更容易，尤其在缝合阴道残端和肌瘤切口时更容易，与传统 LESS 手术相比，可以缩短手术时间。

（4）自带的软件系统，纠正器械交叉后手眼不同侧的问题。单孔机器人手术时，三角测量是通过交叉的弯曲套管来实现的，同侧手眼控制是通过达芬奇机器人系统软件来维护实现的，通过系统自带软件的纠正调节，可以实现术者的右手控制屏幕右侧的器械，尽管器械安装在左侧的机械臂上。相对应的术者左手同样控制屏幕左侧的器械。

（5）独特"筷子"技术设计。R-LESS 还有一种被称为"筷子"技术的设计，这种设计可以让术者在单孔操作中使机械臂不发生碰撞，机械臂在患者的腹腔内交叉，右侧壁主要在患者左侧区域操作，而左侧壁在右侧区域操作。这种"筷子"操作技术能有效地预防器械在外部发生的碰撞。但是这种方法也有其不足之处，即当术者在术野背面操纵机械臂时，可能出现违反直觉的操作。

34. 机器人辅助单孔腹腔镜手术的不足

机器人辅助单孔腹腔镜手术有其相较于传统单孔腹腔镜的突出优势，但也存在一些操作方面的技术问题，有待进一步改进。

（1）手术切口较传统的单孔腹腔镜更大。目前经脐 R-LESS 手术切口主要采用脐周约 4 ～ 5cm 的弧形手术切口或者正中纵切口，而传统的 LESS 脐部切口长约 1.5 ～ 3.0cm。

（2）机械臂的相互碰撞和缺少三角测量是最常见的技术困难。此平台有器械移动范围的限制，尽管机器人设计时，半硬的器械通过弯曲的 trocar 可交叉到对面而提供更多的三角空间，但这样的空间仍然是有限的。这样的技术问题较大地限制了机器人手术灵活性的优势。目前有各种不同的方案尝试解决这一难题，一种解决方法为改变一侧机械臂的重力来解决机械臂距离较近的问题，但存在增加手术时间和治疗总费用的问题；另一种方法是选择 5mm 直径管套代替 8mm 直径管套及使用上调或下调 30° 镜头的达芬奇机器人内镜镜头来避免机械臂间的碰撞，这样就可以尽可能地在机械臂之间为镜头臂创造出空间。

（3）在机器人单孔腹腔镜手术的配件中，除持针器外，目前大部分手术器械（单极和双极等）都不具备机械腕（Endo Wrist）功能。另外，打弯的半硬器械使缝合时钳夹组织或持针器缝合组织（阴道残端）的力度不够，有尝试使用 v-lock 三角针来解决此难题。同样在肌瘤剥除时，由于器械牵拉力度不够而造成手术的困难。由于 R-LESS 操作空间仍然比较拥挤及器械间的碰撞，有文献报道，R-LESS 与多孔机器人相比，缝合阴道时间更长，缝合时间为 9 ~ 77 分钟不等。

（4）R-LESS 的学习曲线与传统 LESS 一样均较长。首先学习者要有丰富的传统多孔腹腔镜手术的经验，然后还要有丰富的传统 LESS 的操作经验。只有具备以上丰富的临床经验、熟练的传统多孔腹腔镜手术基础和传统 LESS 手术基础的妇科医生，在经过理论和模拟器训练的培训后，才可能进行 R-LESS 的临床手术。因此，机器人单孔腹腔镜的培训要求手术医生在传统腹腔镜和单孔腹腔镜技术经验的基础上再接受专门的机器人单孔腹腔镜手术的培训。

（5）高昂的手术费用影响其推广使用，R-LESS 除在美国应用比较多之外，在世界其他地方应用还是比较少，高昂的手术费是其原因之一。

【手术注意事项】

（1）单孔机器人 port 的置入：机器人单孔腹腔镜手术的切口及 port 的置入与传统单孔腹腔镜手术类似，但是机器人单孔的 port 制作材料非常精细且容易破损。因此，在置入时应使用特殊弯钳在切口足够大的情况下，小心地让 port 滑入而不是用力地摆动挤入。随后让拉钩沿着切口绕一圈，这样可确保将 port 置入正确的位置。肥胖的患者腹壁较厚，可使用 Alexis 切口撑开器，顺利置入 port。

（2）单孔机器人操作：操作时所有的器械是一个整体，随着镜子一起移动，术中需要维持所有的器械在手术视野内，以预防不必要的器械碰撞。另外，使用辅助器械时应注意避免组织的撕裂。由于手术器械的体部是可弯曲的，其承受力有限，应注意避免过度用力而导致其弯曲。

【展望】

无瘢痕微创手术是全世界外科医生的共同梦想。两种最新的无瘢痕微创手术技术——机器人单孔腹腔镜手术和传统 LESS 手术正在融入和改变妇科微创手术。但是，机器人单孔腹腔镜仍没有从根本上解决机械臂活动范围小的这一难题，同时 R-LESS 机械臂并没有达芬奇机器人机械臂的活动关节，这也限制了 R-LESS 的运动范围。未来理想化的单孔手术机器人还应具备设计人性化，操作平台符合人手力学特点，具有更丰富的感觉反馈，此外，价格应该平民化，其购置价格、维修费用及使用花费应在普通民众经济能力承受范围内，便于更加广泛的普及推广。

参考文献

1. Tarasconi JC. Endoscopic salpingectomy.Journal of Reproductive Medicine, 1981, 26（10）：541-545.

2. Pelosi MA, Rd PM. Laparoscopic appendectomy using a single umbilical puncture（minilaparoscopy）. Journal of Reproductive Medicine, 1992, 37（7）：588-594.

3. 刘海元，孙大为，张俊吉，等.《妇科单孔腔镜手术技术专家共识》解读. 中华腔镜外科杂志（电子版），2017, 10（1）：1-6.

4. 马迎春.机器人单孔腹腔镜手术在妇科领域中的应用.妇产与遗传（电子版），2015, 5（3）：44-47.

5. Lewis EI, Srouji SS, Gargiulo AR. Robotic single-site myomectomy：initial report and technique.Fertil Steril, 2015, 103（5）：1370-1377.

6. Guan X, Harry C, Teresa W, et al. Robotic Single-Incision Myomecto. J Minim Invasive Gynecol, 2015, 22（6）：S153.

7. Fagotti A, Corrado G, Fanfani F, et al. Robotic single-site hysterectomy（RSS-H）vs.laparoendoscopic single-site hysterectomy（LESS-H）in early endometrial cancer：a double-institution case-control study.Gynecol Oncol, 2013, 130（1）：219-223.

8. Vizza E, Corrado G, Mancini E, et al. Robotic single-site hysterectomy in low risk endometrial cancer：a pilot study. Ann Surg Oncol, 2013, 20（8）：2759-2764.

9. Yoon A, Yoo HN, Lee YY, et al.Robotic single-port hysterectomy, adnexectomy, and lymphadenectomy in endometrial cancer. J Minim Invasive

Gynecol，2015，22（3）：322.

10. Guan X，Walsh T，Osial P，et al. Robotic single-site endometriosis resection using firefly technology. J Minim Invasive Gynecol，2015，22（6）：S118.

11. Xiaoming G，Walsh TM，Hernandez A，et al. Robotic single-incision ovarian vein ligation for pelvic congestion syndrome. J minim Lnvasive Gynecol，2015，22（6s）：S154.

12. Sendag F，Akdemir A，Oztekin M. Robotic single-incision transumbilical total hysterectomy using a single-site robotic platform：initial report and technique.J Minim Invasive Gynecol，2014，21（1）：147-151.

13. Sendag F，Akdemir A，Zeybek B，et al. Single-site robotic total hysterectomy：standardization of technique and surgical outcomes. J Minim Invasive Gynecol，2014，21（4）：689-694.

14. 陈必良. 机器人妇产科手术学. 西安：西安交通大学出版社，2015.

15. Escobar PF，Fader AN，Paraiso MF，et al. Robotic-assisted laparoendoscopic single-site surgery in gynecology：initial report and technique.J Minim Invasive Gynecol，2009，6（5）：589-591.

16. Rao PP，Rao PP，Bhagwat S. Single-incision laparoscopic surgery—current status and controversies. J Minim Access Surg，2011，7（1）：6-16.

展望

　　达芬奇机器人是目前最先进的机器人手术辅助系统，自2005年美国食品和药物监督管理局批准了其在妇科的应用以来，在全世界范围内得到推广和应用。国内已开始应用于妇科生殖内分泌，妇科良、恶性肿瘤及女性盆底重建等手术，当下中国大陆共安装69台。2015年10月15日，本人在中南大学湘雅三医院成功开展湖南省首例"达芬奇"机器人手术，标志着湖南省外科手术开始迈入机器人时代。2015年12月开始本人及其团队每月妇科机器人手术量始终保持全国妇科第一位，创造了多项国内甚至国际的速度记录，2017年9月19日达到妇科达芬奇机器人1000台的里程碑。

　　机器人手术具有普通腹腔镜手术较低的术后不适率，并发症少、切口瘢痕小、恢复时间短等重要优点，关键是类似人手腕活动的7个自由度设计和避免手术操作中的生理震颤，使得术者灵活和精准操作。骨盆内结构的三维视野，方便术者辨认解剖结构并进行操作。远程控制的机器人手术操作使医生距离手术台舒适地坐着，降低了医患间传染疾病的风险，解放妇科医生双手的同时，解放双脚，增加医生本身的舒适度，缓解疲劳，学习时间短，易掌握。但是存在总体手术时间延长、费用昂贵的缺点。另外，机械臂缺少触觉，难以获得组织的质地、弹性等信息，使得该技术在发展中国家的普及有一定的难度。

手术理念的革新、科学技术的进步和社会经济的发展大大地促进了机器人手术的发展。例如，2014 年最新一代的 da Vinci Xi 机器人投入临床使用，器械更加小巧、灵活，操作范围更大。同期新一代的单孔机器人平台，配置可弯曲的内窥镜等措施，将机器人手术与单孔腹腔镜完美结合，更适用外科医生操作。相信未来的机器人手术系统将克服目前存在的缺陷，通过网络技术的进步在远程医疗方面、术中 ICG 染色、术中导航等技术的实施，使精准医疗和智能化、数字化等方面得到蓬勃发展。未来费用的降低甚至可纳入医保范畴，将在妇科手术上得到更广泛的应用和推广，为患者带来福音。

出版者后记
Postscript

科学技术文献出版社自 1973 年成立即开始出版医学图书，40 余年来，医学图书的内容和出版形式都发生了很大变化，这些无一不与医学的发展和进步相关。《中国医学临床百家》从 2016 年策划至今，感谢 600 余位权威专家对每本书、每个细节的精雕细琢，现已出版作品近百种。2018 年，丛书全面展开学科总主编制，由各个学科权威专家指导本学科相关出版工作，我们以饱满的热情迎来了《中国医学临床百家》丛书各个分卷的诞生，也期待着《中国医学临床百家》丛书的出版工作更加科学与规范。

近几年，中国的临床医学有了很大的发展，在国际医学领域也开始崭露头角。以北京天坛医院牵头的 CHANCE 研究成果改写美国脑血管病二级预防指南为标志，中国一批临床专家的科研成果正在走向世界。但是，这些权威临床专家的科研成果多数首先发表在国外期刊上，之后才在国内期刊、会议中展现。如果出版专著，又为多人合著，专家个人的观点和成果精华被稀释。为改变这种零落的展现方式，作为科技部所属的唯一一家出版机构，我们有责任为中国的临床医生提供一个系统展示临床研究成果的舞台。为此，我们策划出版了这套高端医学专著——《中国医学临床百家》丛书。

"百家"既指临床各学科的权威专家，也取百家争鸣之义。

丛书中每一本书阐述一种疾病的最新研究成果及专家观点，按年度持续出版，强调医学知识的权威性和时效性，以期细致、连续、全面展示我国临床医学的发展历程。与其他医学专著相比，本丛书具有出版周期短、持续性强、主题突出、内容精练、阅读体验佳等特点。在图书出版的同时，同步通过万方数据库等互联网平台进入全国的医院，让各级临床医师和医学科研人员通过数据库检索到专家观点，并能迅速在临床实践中得以应用。

在与作者沟通过程中，他们对丛书出版的高度认可给了我们坚定的信心。北京协和医院邱贵兴院士说"这个项目是出版界的创新……项目持续开展下去，对促进中国临床学科的发展能起到很大作用"。中国人民解放军第二军医大学孙颖浩校长表示"我鼓励我国的泌尿外科医生把自己的创新成果和宝贵的经验传播给国内同行，我期待本丛书的出版"；北京大学第一医院霍勇教授认为"百家丛书很有意义"。我们感谢这么多临床专家积极参与本丛书的写作，他们在深夜里的奋笔，感动着我们，鼓舞着我们，这是对本丛书的巨大支持，也是对我们出版工作的肯定，我们由衷地感谢作者的支持与付出！

在传统媒体与新兴媒体相融合的今天，打造好这套在互联网时代出版与传播的高端医学专著，为临床科研成果的快速转化服务，为中国临床医学的创新及临床医师诊疗水平的提升服务，我们一直在努力！

科学技术文献出版社

2018 年春

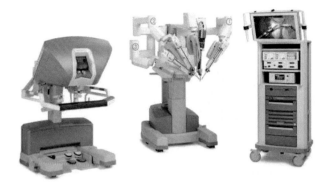

彩插 1　达芬奇外科手术系统（见正文第 009 页）

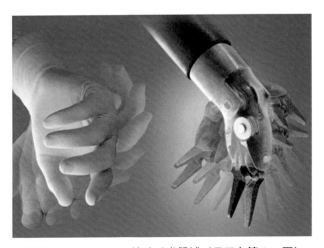

彩插 2　EndoWrist 可转腕手术器械（见正文第 011 页）

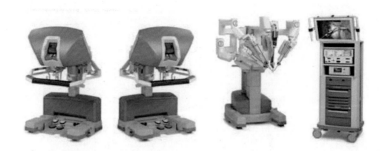

彩插 3　双操控台（见正文第 013 页）

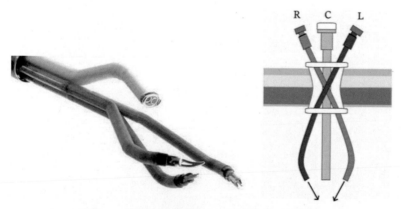

彩插 4　单孔达芬奇机器人（见正文第 014 页）